JN045628

食品安全 初級
検定テキスト
第3版

一色 賢司：監修
一般社団法人 食品安全検定協会：編集

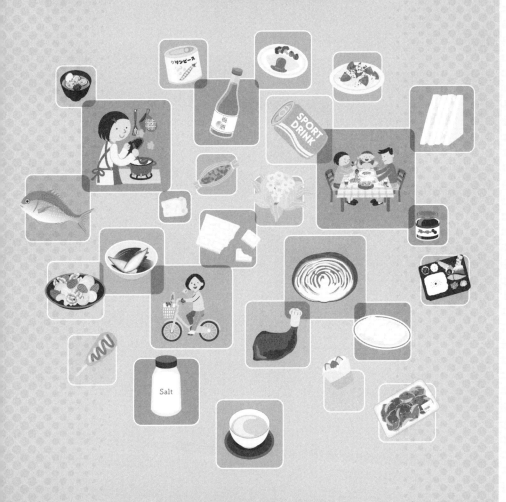

中央法規

はじめに

　惑星探査機「はやぶさ2」が、小惑星リュウグウの岩石の採取と地球への持ち帰りに成功しました。23種類ものアミノ酸などが検出されたそうです。生命の起源の解明に役に立つことが期待されます。

　生命は38億年前に地球の海で誕生したとする説と、地球の外からやってきたとする説があります。人間は、その生命を受け継ぐ生物の一種です。食べないと生きて行けない従属栄養生物です。食べることは喜びであり、楽しみでもありますが、食べた後に腹痛などの健康障害が起きてしまうこともあります。

　ヒトはなぜ調理をしたり食品を加工したりするのでしょうか。そのままでは食べられない材料も調理・加工することで、食べられるようにし、より美味しく、食べやすいものにしています。忘れてはならないのは、より「安全」にしていることです。

　食品の取扱いを間違えると、安全性を低下させることもあります。食品の原材料のほとんどは生物なので、放置すると腐って、食べられなくなってしまいます。食品安全は常に変化する動的なものです。

　食中毒などに悩むことなく、快適な食生活を送るためには、過去を振り返ることも必要です。祖先から受け継いできた、食べ続けるための知恵や技術を科学の目で捉え、科学的根拠に基づき、食の安全を考えることが大切です。

　わが国は世界中から食料を輸入していることから、地理的な広がりのことも考えなければなりません。増え続ける世界の人口や気候変動

に伴うフードチェーンの変化など、持続可能な食料調達という課題にも目を向けることが必要です。農業、漁業などの第一次産業から、流通・加工・調理を経て、消費にいたるまでの全過程における安全への配慮が求められています。

　食品安全とは何でしょうか。「安全」には、過去の経験を活かし、現在や未来についても無事であることを願う意味がこめられています。食品の原材料の生産や加工は、地球を出て宇宙空間で行われる可能性も追及されています。

　より分かり易く、そして新しい情報もお伝えするために「食品安全検定初級」用のテキストを改訂しました。本書が、食品安全の入門書として皆さんの食生活やお仕事に役立つことを心より願っています。

食品安全検定協会運営委員会委員長

一般財団法人日本食品分析センター学術顧問・北海道大学名誉教授

一色　賢司

食品安全検定とは

　食品安全検定は、食の安全に対する消費者及び「食」に携わるすべての人々の信頼性を高めるため、食品の原材料の生産から加工・製造・販売や最終消費までの過程における、科学的根拠に基づく安全性確保の考え方や方法について啓発及び普及活動を行い、わが国の食品安全文化の醸成に貢献することを目的としています。

検定の特長

- 「食の安全」に対する基本的な考え方を学ぶことで、食の安全に対する理解が深まり、実務に役立てることができます。
- 「なぜ、そのようにしなければいけないのか」を理解し、行動に移すことができます。

この検定を受けていただきたい方

- 食に関わる現場で働くすべての方
- 食の安全に関心をお持ちの方
- 食に関わる仕事につきたい方
  ※食品製造、流通、外食等での従業員教育や大学等での食品安全に関するカリキュラムの効果測定にも活用いただいております。

本書の使い方（第3版の発行にあたって）

　本書は、食品安全検定協会が主催する「食品安全検定・初級」の教科書として作成したものです。

　第2版の発行から4年が経過することから、科学的データや統計データの更新、法令の改正に伴う改訂を中心に、最新の知見に基づいて情報を更新しました。

Part I 食品安全入門

食品安全に関する基本的な考え方や基本用語を学びます。

Part II 食の安全を脅かす可能性のある危害要因

食の安全を脅かす可能性のある危害要因（ハザード）を生物的要因、化学的要因、物理的要因に分類して、主要な危害要因について学びます。

Part III 安全な食料の生産のために使用されるもの

持続可能な食料の生産という課題に対して、安全性を科学的視点で捉えることを学びます。

Part IV 食の安全を守る仕組みと制度

フードチェーン全体（原材料の一次生産から、消費に至るまでの食品を調達する工程）で食の安全を守る仕組み、制度、法令の概要を学びます。

本書に関するご意見、ご質問は以下の宛先までメールにてお送りください。

食品安全検定協会
メールアドレス：fs-info@fs-kentei.jp
ホームページ：https://fs-kentei.jp

第3版 食品安全検定テキスト 初級

はじめに
食品安全検定とは

Part I 食品安全入門

食品安全入門

Part II 食の安全を脅かす可能性のある危害要因

食中毒と微生物

食中毒起因微生物

Part Ⅲ　安全な食料の生産のために使用されるもの

食品添加物

Part **I**

食品安全入門

食品安全に関する基本的な考え方や基本用語を学びます。

I-1 食の安全の歴史から

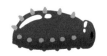

　最初にナマコを食べた人は、どのような人だったのでしょうか？

　動物の餌取りを良く観察していた人だと思われます。ナマコや貝は逃げ足が遅いので我々の祖先にはありがたい食料だったと思われます。

　我々の祖先は食べられる物を探し、工夫や改良を加えて、可食部を取り出す方法を身につけました。有毒成分を減らし、可食部を増やす品種改良などの技術を含む農業や漁業も始めました。そのままでは食べられない、または消化吸収できない物も、調理加工すれば食べられる場合もあることを見出しました。微生物も利用し、発酵食品として食べるようになりました。

　世界保健機関(WHO)は、「**食品を安全にする5つの鍵**」として表I-1の項目の実践を奨励しています。これらを満足しない物は食べないようにしましょう。

表I-1 ▶ WHO「食品を安全にする5つの鍵」

鍵1：清潔に保つ
鍵2：生の食品と加熱済み食品とを分ける
鍵3：よく加熱する
鍵4：安全な温度に保つ（5℃未満、60℃超）
鍵5：安全な水と原材料を使う

出典：世界保健機関(WHO)

　食品の原材料は生物に由来します。人間に不都合な成分を含む場合や、病原体を媒介する場合もあります。果実は昔から食べられていましたが病原体による汚染を受けることもあり、放置すれば腐敗して食用不適となります。我々の祖先は飢餓を恐れ、手に入る物は何とかして食べようと工夫をこらしたことでしょう。失敗も経験し、食べるための知恵を蓄積してきました。そのまま食べれば体調を崩す物は、煮たり、焼いたり、揚げたりして、より安全で消化吸収できる物に変えて食べてきました。

　図Ⅰ-1のように、料理は食べられないものを食べられるようにし、より安全にするためにも行われてきました。一方、料理や保存に失敗すれば、安全性が低下する場合があることも経験してきました。食品の安全性は常に変動するものです。

　食品安全とは、食に伴う健康への悪影響がない状態[注]であり、**食品衛生**は食品安全を維持する手段です。食品安全や栄養管理に不備が生じると、健康に悪影響が現れます。

（注）――――――――――――――――――――――――――――――――――――

暴飲暴食や偏食は含みませんが、食中毒などの食品由来の健康障害を**食性病害**(Foodborne diseases)と総称しています。水に由来する健康障害は**水性病害**(Waterborne diseases)と総称しています。公衆衛生対策が不十分な国では両者を分けることができません。

図Ⅰ-1 ▶ 健全な食品から不健全な食品への変化

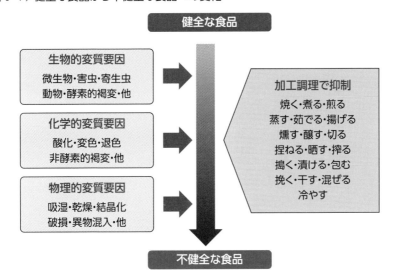

I-2 食の安全と安心

安全とは

　同じ食品であっても、食べる人、食べ方、量により、健康に良い場合と悪い場合があります。**安全**とは、科学的証拠の評価結果をもとに健康影響などのリスクが除かれる、または許容範囲に留められている状態をいい、専門家による試験や調査などで得られた科学的証拠に基づいて確保されます。

　例えば、「サルモネラ属菌による食中毒の予防には、肉や卵は75℃で1分間以上の加熱が必要」とか「フグ毒（テトロドトキシン）のヒトに対する致死量は1 〜 2mg」などは、専門家による試験や調査により裏付けられたものです。

安心とは

　一方、**安心**とは、消費者など受け取る側の気持ちの問題であって、食品への心配とか不安が取り除かれている状態をいいます。消費者意識の心理学の研究では次のような傾向があるとのことですが、客観的な評価はできないとされています。

- 自らコントロールできないもの＝重大と感じる
- 自然でないもの・人工的なもの＝危険性が高いと感じる
- 結果が重大なもの＝恐怖感を感じる
- 道徳やモラルに係わるもの＝改善への責任を感じる
- 真実が隠されていると疑われるもの＝不信感を感じる

フードチェーン

　食品の原材料である生物を育て、食品にするために調理加工し、食べるまでのつながりを**フードチェーン**と呼んでいます。すなわち原材料の一次生産から、消費に至るまでの工程（農場から食卓まで）を意味します。

　食品安全は、科学的評価やフードチェーンの各段階における対策を行うことで、リスクが許容範囲に収まる場合や、収まらない場合があることを説明できます。安心に関しては、各個人の経験や教育、得られた情報等により不安に感じる程度が異なります。自ら制御できないものや人工的なものを嫌がったり、発生確率は低くても発生したときの結果が重大なものに恐怖感が募ったりする傾向があります。また、何か隠されていると感じる場合には不信感が募ります。

　安心は、個人の心の内側の問題ですが、フードチェーンの仕組みが見えにくくなっていることにも問題があります。「心配だから見に行こう、見せてもらおう」に対応できる開かれたフードチェーンが望まれます。「安全安心」を一つの熟語、あるいは呪文のように使うことは、混乱に拍車をかけることになります。
　安全があって、安心があります。安全と安心の違いを正しく認識し、対策を立てることが大切です。

図 I-2 ▶ フードチェーンと食の安全と安心

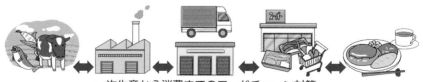

一次生産から消費までのフードチェーン対策
科学的評価やフードチェーンの各段階における対策を行うことが重要

I-3 ハザードとリスク

ハザード

ハザード(**危害要因**)が食品に含まれていた場合や食品の状態に問題があった場合には、食中毒等が起こる可能性があります。ハザード[注]とは、ヒトの健康に悪影響を及ぼす原因となる可能性のある物質または食品の状態です。表I-3のように物質としてのハザードは、有害微生物等の**生物的要因**、汚染物質や残留農薬等の**化学的要因**、ガラス片や金属片の混入等の**物理的要因**に大別されます。

(注) ───────────
食品安全に関する国際的な規格を策定しているコーデックス委員会の「コーデックス手続きマニュアル(2023)」による定義です。

表I-3▶食品安全に関係するハザード(危害要因)の例

分類	例
生物的	病原細菌(サルモネラ属菌、コレラ菌など)、病原ウイルス(ノロウイルスなど)、寄生虫(アニサキスなど)、異常プリオン(BSE)、他
化学的	アレルゲン、カビ毒、フグ毒、貝毒、ヒスタミン、ソラニン、キノコ毒、カドミウム、ダイオキシン、重金属、誤用された農薬、誤用された食品添加物、他
物理的	ガラス片、金属片、木片、プラスチック片、放射性物質、他

リスク

リスクとは、ハザードを含む食品を摂取することによって、ヒトの健康に悪い影響が起きる可能性を意味します。この可能性は、悪影響の起こる頻度(発生確率)とその被害の深刻さ(影響の程度)の組合せです(図I-3-1)。

図I-3-2にリスクの2つの構成要素を縦軸と横軸にした場合のリスク管理の

方向を図示します。安全性に絶対はないように、リスクにもゼロはありませんが、リスクをできるだけ小さくし、ヒトの健康に影響を及ぼさないレベル（許容範囲）まで低減することが重要です。

　リスクを分析・評価する際は、不衛生、加熱・未加熱食品不分別、加熱不足、温度帯（5 ～ 60℃）、不潔な水や原材料などの**状態**を考慮することが必要です。許容しうるリスクであるか、調理加工で避けうるリスクであるか、あるいは法令等により禁止などの制限が必要なものであるのかを科学的に判断する必要があります。

図 I -3-1 ▶ ハザードとリスク

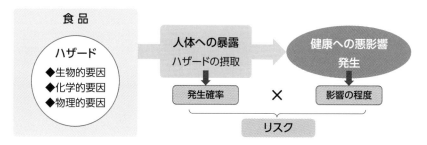

図 I -3-2 ▶ リスクの構成要素とそれらの管理方向

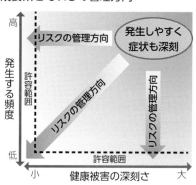

I-4 量とリスク（ADIとTDI）

　快適で健康な食生活を送るためには、安全な食品を安定的に供給することが求められます。食料を安全かつ安定的に生産し、供給するための技術として、食品添加物、農薬、動物用医薬品、飼料添加物などの利用があり、これらの技術を活用するには量に対する考え方が重要です。

　すべての食品は化学物質で構成されています。食品を食べることでヒトの体内に入った化学物質は、体の働きによって分解されたり、尿と一緒に外へ出されるなど、多くの場合は体内にたまり続けることはありません。しかし、摂る量が一定量を超えると体に影響が現れます。

　量が増えるにつれて、その影響は強まります。同じ化学物質でも、摂取する量によって毒にも薬にもなり、どのような食品も、度を超して大量に食べると健康を害するものになります。どのくらいの量なら体に影響を与えないのか、その量は化学物質ごとに異なります。それぞれに健康影響を及ぼさない量、つまり**許容量**があります。

　残留農薬や食品添加物は、**ADI（一日摂取許容量）** を超えない摂取状況になるように、フードチェーン全体での管理が実施されています。重金属やカビ毒等の汚染物は、消費者が摂取しても健康に悪い影響が出ない**TDI（耐容一日摂取量）** を超えて、取り込まないように管理が実施されています。

表 I-4 ▶ ADIとTDI

ADI 一日摂取許容量	一生涯、毎日摂取し続けても、健康への悪影響がないと推定される一日当たりの摂取量のこと。残留農薬や食品添加物に用いられる。
TDI 耐容一日摂取量	摂取し続けても、健康への悪影響がないと推定される一日当たりの摂取量。食品中に存在する重金属やカビ毒などに用いられる。

通常、動物試験等で求められた、この量以下であれば摂取（暴露）しても病気などの悪い影響が出ない量のことを**NOAEL（無毒性量）**といい、ADIはNOAELからヒトが一生の間、毎日取り続けても健康に影響しない量を算出します。短期的に農薬等を経口摂取した場合の有害作用を想定した**ARfD（急性参照用量）**は、Ⅲ-5を参照してください。

動物実験のデータを用いてヒトへの毒性を推定する場合、NOAELを**安全係数**で割って、**ADI（一日摂取許容量）**を求めます。ヒトと実験動物の感受性の差が10倍を超えることはないという経験則と、さらに同じ人間同士でも感受性の差が10倍を超えることはないという経験則から、一般的にはNOAELを100（安全係数）で割って求めます（図Ⅰ-4）。

国内では、ADIもTDIも食品安全委員会で科学的にリスク評価し、決定されます。フードチェーンにおける使用基準や残留基準は、厚生労働省や農林水産省によるリスク管理によってTDIやADIを超えないように設定されます。

図Ⅰ-4 ▶ 化学物質がヒトの体内に入る量と生体への影響

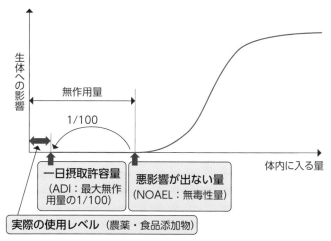

Ⅰ-5 リスクアナリシス(リスク分析)の仕組み

リスク分析とフードチェーン対策

2003年に食品安全基本法が制定され、食品衛生法などの関連法規も改正され施行されました。科学的知見に基づく中立公正なリスク評価を実施する食品安全委員会が発足し、国際的にも認められた**リスク分析**の手法がわが国に導入されました。

国連の委員会である**コーデックス委員会(Codex)**(注)を中心に食品の安全性確保について対策の検討が続けられており、リスク分析という手続きを用いてリスクを合理的に制御する手法の有効性が認められています。

(注) ────────
コーデックス委員会は、消費者の健康の保護、食品の公正な貿易の確保等を目的とし、国連食糧農業機関(FAO)と世界保健機関(WHO)により設置され、国際食品規格の策定等を行っています。

リスク分析は、**リスク評価、リスク管理、リスクコミュニケーション**の3つの要素で構成されています。内閣府に設置された食品安全委員会が、科学的知見に基づいて、食品健康影響評価(リスク評価)を行います。その結果に基づいて、関連行政機関である厚生労働省、農林水産省、消費者庁等が規制等の措置(リスク管理)を実施します。施策の策定に当たっては、リスクの評価者・管理者、消費者、事業者など関係者相互の情報・意見の交換(リスクコミュニケーション)を行います(図Ⅰ-5)。

安全な食品の安定調達には、リスク分析と**フードチェーン対策**の両立が必要であり、すべての国民に食品安全への義務と責任があります(フードチェーン対策はⅠ-2参照)。

食品関連事業者は安全な食品を消費者に提供する責務がある一方、少量で感染するO157やノロウイルス対策の鍵は、すべての国民がフードチェーンを汚さないように注意する自助努力が必要です。

　また、食品安全基本法では、消費者はリスクコミュニケーションにより、食品の安全性の確保に関する知識の理解を深めるとともに、意見を表明するように努め、リスク管理方法の決定に積極的な役割を果たすことを求めています。

図I-5 ▶ リスクアナリシス（リスク分析）のイメージ図

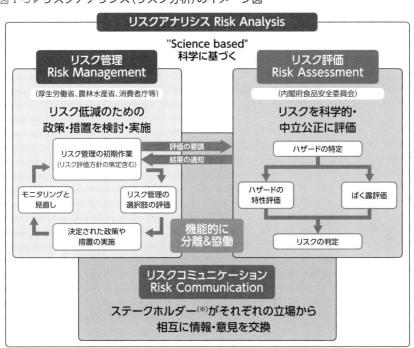

Working Principles for Risk Analysis for Food Safety for Application by Governments
CXG 62-2007等を基に作成

ステークホルダー
　「関与者、利害関係者のこと。一般市民（消費者、消費者団体）、行政（リスク管理機関、リスク評価機関）、メディア、事業者（一次生産者、製造業者、流通業者、業界団体など）、専門家（研究者、研究・教育機関、医療機関など）といった者が該当する。ステークホルダーは、食品安全の各段階においてそれぞれの立場でそれぞれの役割を果たす。」

出典：https://www.fsc.go.jp/yougoshu/kensaku_analysis.html

11

食の安全を
脅かす可能性のある
危害要因

食の安全を脅かす可能性のある危害要因（ハザード）を生物的要因、化学的要因、物理的要因に分類して、主要な危害要因について学びます。

また、食の安全を脅かす恐れのある脅威についても取り上げました。

Ⅱ-1 食中毒の分類と発生状況

食中毒の分類

- **食中毒**の食品衛生法上の具体的な定義はありませんが、一般的には病因物質の種別(菌種等)にかかわらず、食べ物または飲み物が原因で起こるもので、有害な微生物や化学物質を含む飲食物を食べた結果生じる健康障害を食中毒としています。
- 誤飲や栄養失調、異物として混入した金属やガラスなどを原因とする物理的な衛生上の危害は、食中毒としては扱っていません。
- 食物アレルギー事例については、食中毒統計に反映されませんが、食性病害(食に伴う健康障害)には含まれます。
- 食中毒の特徴や予防法を理解することで、食の安全管理の盲点をなくし、より確実な管理に結び付けることができます。食中毒の病因物質別分類例を図Ⅱ-1-1に示します。

図Ⅱ-1-1 ▶ 食中毒の病因物質による分類

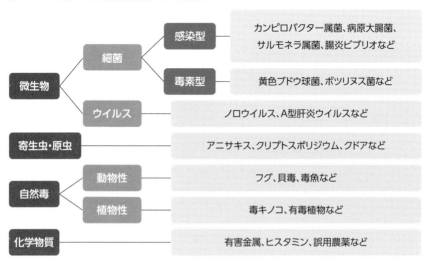

微生物 — 細菌 — 感染型：カンピロバクター属菌、病原大腸菌、サルモネラ属菌、腸炎ビブリオなど
　　　　　　　　毒素型：黄色ブドウ球菌、ボツリヌス菌など
　　　　ウイルス：ノロウイルス、A型肝炎ウイルスなど

寄生虫・原虫：アニサキス、クリプトスポリジウム、クドアなど

自然毒 — 動物性：フグ、貝毒、毒魚など
　　　　植物性：毒キノコ、有毒植物など

化学物質：有害金属、ヒスタミン、誤用農薬など

食中毒の発生状況

- 2013年から2022年の10年間に報告された食中毒の事件数と患者数をみますと、患者数は減少傾向にありますが、事件数はほぼ横ばいの状況が続いています。

- 病因物質別の内訳では、寄生虫は2013年から病因物質として分類され、計上されるようになりましたが、近年では、寄生虫のアニサキスによる食中毒事件の報告件数がもっとも多くなっています。また、カンピロバクター属菌やノロウイルスを原因とする食中毒の事件数・患者数は常に上位にあり、予防対策の難しさがうかがわれます。

- 2020年から2022年は、新型コロナウイルス感染症対策の徹底もあり、ノロウイルスによる食中毒事件数・患者数が2019年に比べて大幅に減少しましたが、病原大腸菌（腸管出血性大腸菌以外）による患者数1000名を超える大規模食中毒事件が3件発生しました。

- 食環境の変化に伴い、食中毒の原因物質も変わりますので、最新の情報に留意することが重要です。食中毒の最新の発生状況は厚生労働省のホームページに食中毒統計情報として掲載されておりますので、定期的に確認しましょう。

図Ⅱ-1-2 ▶ 全国の食中毒の事件数と患者数の推移

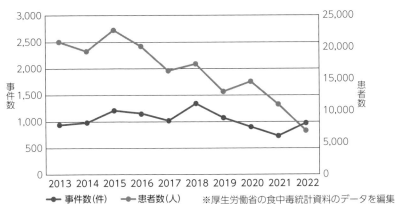

━◆━ 事件数（件）　━◆━ 患者数（人）　※厚生労働省の食中毒統計資料のデータを編集

Ⅱ-2 微生物の増殖と発育抑制

微生物とは

● **微生物**とは、肉眼で見ることのできない小さな生物の総称で、ウイルス^(注)、細菌、酵母、カビ、原虫などに分類されます。

(注) ─────────────────────────────
ウイルスは他の生物の細胞を利用して自己を複製させる極微小な感染性の構造体で、自己増殖できないため、生物と物質（非生物）の中間的存在です。

図Ⅱ-2-1 ▶ 細菌・ウイルスの大きさ

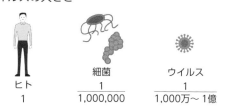

ヒト
1

細菌
$\dfrac{1}{1,000,000}$

ウイルス
$\dfrac{1}{1,000万〜1億}$

細菌の大きさは1mmの1/1,000、ノロウイルスは細菌の1/30程度

感染型食中毒と毒素型食中毒

● 微生物による食中毒のうち、細菌性食中毒はその発症メカニズムの違いにより、感染型と毒素型の食中毒に分類されます。

表Ⅱ-2-1 ▶ 感染型食中毒と毒素型食中毒

感染型 食中毒	食品に付着あるいは増殖した食中毒菌を食品とともに食べた後に、これらの菌が腸管内で増殖することによって食中毒症状が起きる。 潜伏期間が比較的長い（8時間〜1週間）
毒素型 食中毒	食中毒菌が食品中で増殖するときに毒素をつくり出し、この毒素を食品と一緒に体内に取り込むことによって食中毒症状が起きる。 潜伏時間が比較的短い（30分〜6時間が多い）

芽胞をつくる菌

- ある種の細菌は乾燥、栄養不足など環境条件が悪くなると**芽胞**とよばれる耐久性の高い細胞構造をつくります。
- 芽胞は生命の再生に必要な要素を強力に保護しており、一般的な加熱調理によって完全に壊すことは困難です。消毒剤のような化学薬品処理、紫外線、放射線照射などに対しても強い抵抗性を示します。
- 芽胞を作る食中毒細菌には、ボツリヌス菌、ウェルシュ菌、セレウス菌などがあります。

細菌の増殖に必要な条件

- 細菌が増殖するには、**栄養素**、**水分**、**温度**の3つの条件が必須ですが、その他に酸素の有無や水素イオン濃度（pH）なども影響します。
- 微生物も基本的にはヒトと同じように、タンパク質、脂質、炭水化物（糖質）などの栄養素が必要ですが、これらは食品の構成成分でもあります。

水分

- 食品中の水は、食品成分に拘束された**結合水**とそれ以外の**自由水**に分けられます。微生物が利用できるのは自由水で、食品中の自由水の割合のことを**水分活性**といいます。
- 自由水の割合が多い食品の水分活性は1.0に近い数値となり、自由水の割合が少ないほど0に近づきます。
- 食品中の水分活性が0.60以下になると、ほとんどの微生物は増殖できません。
- 生野菜や生魚は水分活性が0.90以上と高いため、微生物が増殖しやすく、ビスケットは水分活性が0.30程度のため微生物は増殖できません。
- 食塩、砂糖などを食品に添加すると、自由水の割合が減り、水分活性が低下するため、微生物の発育を抑制することができます。

II-2 微生物の増殖と発育抑制

温度

- 温度は微生物の発育とその増殖速度に影響します。食中毒細菌の多くは10℃〜60℃の温度帯で増殖します。

- 一般的には微生物の最低発育温度は5℃くらいのものが多く、冷蔵庫の温度設定が4℃〜10℃以下となっているのは、この温度であればほとんどの微生物の増殖を抑制することができるためです。

- 食品を冷蔵もしくは冷凍保存すると食品中の微生物の発育が抑制され、冷凍では休眠状態になります。冷蔵または冷凍した食品を常温に戻せば、再び微生物の増殖が始まるため、食品の低温保存は殺菌ではなく、一時的な増殖抑制です。

- 100℃以上の加熱によって、ほとんどの細菌を死滅させることができますが、ボツリヌス菌、ウェルシュ菌、セレウス菌のように耐熱性の芽胞を形成する菌は、加熱後も生き残ることができます。さらに殺菌するためには、加圧しながら加熱するなど、より厳しい処理が必要です。

- 特定の加熱温度条件における菌数を1/10に減少させるために要する時間をD値といい、数値が大きいほど熱抵抗性が強いことを表します（II-15参照）。

図II-2-2▶微生物の増殖と温度

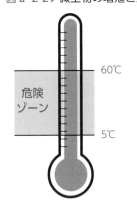

ほとんどの微生物は時間経過とともに死ぬ（芽胞菌を除く）

60℃

危険
ゾーン

食中毒菌の多くが増殖する温度帯

5℃

ほとんどの微生物は増殖を抑制されるが増殖する微生物も存在し、死滅することはない

酸素

● 微生物には、発育・増殖に酸素を必要とするものとしないものがあります。

表Ⅱ-2-2 ▶ 微生物の増殖と酸素濃度の関係

好気性菌	酸素がないと増殖できない。 カビ、枯草菌などが該当。
微好気性菌	酸素が少しある環境（酸素濃度は 5 〜 15％）でのみ増殖する。 カンピロバクター属菌などが該当。
通性嫌気性菌	酸素があってもなくても増殖できる。 サルモネラ属菌、黄色ブドウ球菌、腸管出血性大腸菌など多くの食中毒菌が該当。
偏性嫌気性菌	酸素がない、またはごく微量のときにのみ増殖する。 ボツリヌス菌、ウェルシュ菌などが該当。

水素イオン濃度(pH)

● 水素イオン濃度(pH)は、7の値を中性とし、それ未満を酸性、それより大きければアルカリ性となります。

● 一般に細菌は、中性から弱いアルカリ性を好み、酸性域や強いアルカリ性では発育が困難とされています。

● 酢漬けやぬか漬け、ヨーグルトなどは、酢酸や乳酸によって食品のpHが低下することを利用した貯蔵法で、一般にpH5.5以下になると腐敗防止効果が大きくなります。

II-3 腐敗・発酵・食中毒

腐敗とは

- **腐敗**とは、タンパク質や炭水化物などの成分が微生物の作用で分解され、次第に臭いや味、外観などが変化し、最後には食べられなくなってしまうことです。
- 魚や肉のタンパク質やアミノ酸などが分解され、硫化水素やアンモニアのような腐敗臭を生成する場合が腐敗の代表例ですが、米飯や野菜、果実類などでも起こります。

腐敗と発酵の違い

- 腐敗も**発酵**も食品成分が微生物の働きによって次第に分解していく現象で、原料や**代謝**(注1)産物、微生物の違いで腐敗と発酵が区別されるわけではありません。
- 糖類が分解されて乳酸やアルコールなどが生成されてできるヨーグルトや酒などが発酵の代表例です。糖類が分解される場合だけでなく、納豆のようにタンパク質が分解される場合も発酵といいます。
- 微生物作用のうち、人間生活に有用な場合を発酵、不都合あるいは食文化に合わない場合を腐敗と呼んでいます。

(注) ————————————————————————————————

1 代謝とは、生命維持活動に不可欠なエネルギーの獲得や、成長に必要な有機材料を合成するために、生体内で起るすべての生化学反応の総称です。生体内で、物質が酵素(注2)反応を受けて生成する物質のことを代謝産物といいます。
2 酵素は、生体内の化学反応を触媒するたんぱく質で、食品の発酵目的でも活用されます。

図Ⅱ-3-1 ▶ 腐敗と発酵の違い

スウェーデン生まれの「シュールストレミング（ニシンの缶詰）」は、
スウェーデンでは発酵、でも、日本では腐敗？

発酵　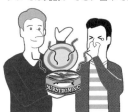　腐敗

腐敗と食中毒の違い

- 腐敗は、微生物の種類がとくに限定されるわけではなく、食品中で微生物が増えることにより、食品のにおいや見た目の変化によって感知されます。
- 腐敗した食品を食べても必ず下痢、おう吐などの症状が起きるわけではありません。これに対して、微生物による食中毒は病原微生物が食品に付着・増殖、または毒素を産生し、それを食べた人にその微生物特有の症状を起こすものです。
- 食中毒菌が付着・増殖していても、食品は外見上、著しい変化を伴わないことが多いので、臭いや外観で判断することは難しく、気づかずに食べてしまうことになります。

図Ⅱ-3-2 ▶ 腐敗と食中毒の違い

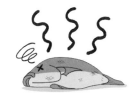 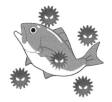

腐敗は臭いや見た目でわかる！　　食中毒菌がいてもわからない！

Ⅱ-4 カンピロバクター属菌

特徴・性質

- 400 〜 500個程度の比較的少量の菌で食中毒を起こす**感染型**の食中毒菌。
- 酸素が少しあるときにだけ増殖する**微好気性**という特殊な条件が必要なため、常温で空気にさらされる状態では徐々に死滅します。
- 低温条件には強いため冷蔵状態でも長期間生き残ります。
- 鶏・牛などはカンピロバクター・ジェジュニを高率(10.3 〜 100%)で保菌しており、食品の中では鶏肉が特に高率で汚染されていることが確認されています。
- 鶏肉の生食を80%減らせば、年間感染者数は現状の69.6%程度まで減らすことができるとされています(食品安全委員会 リスクプロファイル、2021年6月)。

感染経路・原因食品

- 鶏の保菌率が高く、鳥刺し、鳥たたき、鳥わさ、焼き鳥、バーベキューなどの生食や加熱不足により感染します。
- 調理過程ではカンピロバクターの付着した食肉から、ヒトの手指、調理器具類などを介してサラダなどの食品への二次汚染が起きます。

症状

- 潜伏期間は、1 〜 7日(平均3日)と比較的長い。
- 発熱(38℃以下)、腹痛、激しい下痢で、一般に大人より小児のほうが重症化する傾向があります。
- カンピロバクターによる胃腸炎症状が治まって10日以上経過後に、**ギラン・バレー症候群**を発症することがあります。ギラン・バレー症候群とは、手足のしびれから四肢の麻痺、呼吸筋麻痺、脳神経麻痺などを起こし、15 〜 20%が重症化し、死亡率は2 〜 3%に達しています。

予防

- 鶏肉には、もともと高率に本菌が付着しています。加熱調理では、食品の中心部で75℃、1分間以上の加熱が必要です。
- 肉専用の調理器具を用意し、二次汚染を防ぎます。
- 井戸や貯水槽に、野鳥の糞などが混入しないように衛生管理に注意し、タンク水などの殺菌を徹底します。
- 養鶏場、食鳥処理場の衛生管理を徹底します。

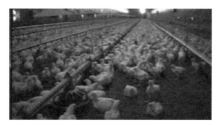
ブロイラー生産（鶏舎内）

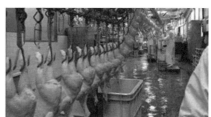
大規模食鳥処理場

図Ⅱ-4 ▶ 鶏肉による食中毒の予防

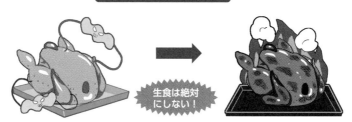

鶏肉による食中毒の予防

もともと高率にカンピロバクター
属菌が付いている！

生食は絶対
にしない！

加熱して食べることが大切！

Ⅱ-5 サルモネラ属菌

特徴・性質

- 食品中で増殖したサルモネラ属菌(2,500以上の種類が存在)を食品と一緒に食べることによって起こる**感染型**の食中毒です。
- 100個程度の少量の菌で食中毒を起こすことがあります。
- サルモネラは乾燥状態や低温には強く、乾燥した食品中や10℃以下の冷蔵状態でも長期間生き残ります。

感染経路・原因食品

- サルモネラに汚染されている肉や卵を使用した食品で、未加熱あるいは加熱不十分を原因とする食中毒が多く発生しています。
- 市販されている殻付き卵のサルモネラ汚染率は10万個に3個(0.003％)程度ですが、調理前に卵をまとめて割り置いて保管した"液卵"は汚染の可能性が大きくなります。
- 清浄ひなの導入、採卵養鶏場での衛生対策の徹底などにより、鶏卵(サルモネラ・エンテリティディス)による食中毒は減少傾向にあります。
- ペットのカメ、ヘビ、トカゲ、カエルなどからも感染することがあるので、触れた後は手洗いを徹底します。

図Ⅱ-5 ▶殻付き卵のサルモネラ汚染率

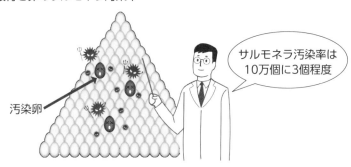

汚染卵

サルモネラ汚染率は10万個に3個程度

症状

- 感染から発症までの潜伏期間はおよそ6 〜 72時間 (平均12時間) ですが、菌種により3 〜 4日後の発病もあります。
- 症状は腹痛、下痢、発熱 (38 〜 40℃)、頭痛、おう吐、倦怠感です。特に高熱が特徴的で、高齢者や小児では重症になりやすく死亡例もありますので注意が必要です。

予防

- 食肉類の生食は避けるとともに、鶏卵は賞味期限を確認して購入し、持ち帰り後は冷蔵保管します。調理時には割り置きすることなく、すみやかに使用します。
- 食肉や卵を使用した食品は、中心部を75℃、1分間以上加熱します。
- ペットのカメに触れたことを原因とする**サルモネラ症**の集団発生が米国内で繰り返し発生しているとの情報を受け、厚生労働省は2013年に都道府県に注意喚起の通知を行いました。

トピックス

カメ等のハ虫類を原因とするサルモネラ症で注意喚起

- ハ虫類の飼育水には多量のサルモネラが存在すると考える。
- 飼育中のハ虫類を飼育槽から出して自由に徘徊させたり、台所に近づけない。
- ミドリガメ等のハ虫類に触れた後は必ず石けんを用いて十分な手洗いを行う。
- 子どもや高齢者、免疫機能が低下した人がいる家庭等ではハ虫類の飼育を控える。

ミドリガメ等のハ虫類の取扱いQ&A (厚生労働省) より

II-6 ブドウ球菌（黄色ブドウ球菌）

特徴・性質

● 黄色ブドウ球菌は、食品の中で増殖する時に**エンテロトキシン**（細菌が産生し、腸で作用する毒素の総称で腸管毒ともいいます）を産生し、この毒素を食品と一緒に食べることにより食中毒を起こします。

● 黄色ブドウ球菌が産生するエンテロトキシンは、熱（100℃、30分間の加熱）にも酸にも壊れにくい性質をもっており、一度食品中にできてしまった毒素は通常の調理方法で壊すことはできません（菌は死んでも毒素は残る）。

感染経路・原因食品

● 自然界に広く分布していますが、ヒトの傷口（化膿創）、おでき、にきびや健康なヒトの喉、鼻の中、皮膚、毛髪、腸管などにも存在します。

● 家畜、動物、鶏、野鳥、ペットなどの腸管内にも存在しています。

● おにぎり、弁当、調理パン、和菓子、シュークリームなど手作業で製造される食品が原因となる傾向があります。

トピックス

熊本県の避難所で配られたおにぎりによる食中毒が発生

　2016年、昼食で配られたおかかおにぎりから、食中毒を引き起こす「黄色ブドウ球菌」が検出されました。おにぎりを食べた人のうち34人が腹痛等の症状を訴えました。

　黄色ブドウ球菌は、自然界に広く分布していますが、健康な人でも高い割合（約40％）で保菌しています。調理作業に携わる際の手指の洗浄・消毒を確実に行い、合成樹脂製の使い捨て手袋を活用するなどの予防対策が必要です。

症状

- 感染から発症までの潜伏期間は1 〜 5時間(平均3時間)と短く、症状は吐き気、おう吐の後に腹痛、下痢を起こします。
- 症状は数時間程度続くことが多く、24時間以内には回復し、病後の経過は比較的良好です。

予防

- 食品の保存温度や時間に注意し、菌が増殖して毒素(エンテロトキシン)を作り出さないようにすることが大切です。
- 加熱食品を保管するときは、低温保存を徹底し、喫食前に十分な再加熱を行います。
- 発症菌量は、食品1g当たり10万個以上と多く、菌を"増やさない"ことが重要です。

表Ⅱ-6 ▶ 発症菌量と予防の要点

病原体	発症菌量	予防の要点
ウェルシュ菌	10万/g以上	増殖防止 (前日大量料理をしない)
黄色ブドウ球菌	10万/g以上	増殖防止 (室温放置をしない)
セレウス菌	10万〜1億	増殖防止 (室温放置をしない)
腸炎ビブリオ	10万以上	汚染防止、増殖防止
カンピロバクター属菌	400〜500	汚染防止
サルモネラ属菌	100	汚染防止
腸管出血性大腸菌	11〜50	汚染防止
ノロウイルス	100以下	汚染防止

ふやさない

つけない

少量でも付着しているだけで発症するリスク

II-7 腸管出血性大腸菌

特徴・性質

- 腸管出血性大腸菌は、11 〜 50個程度の少量の菌で食中毒を起こしますが、食品を介さずに直接ヒトからヒトへの感染を引き起こす原因にもなり、3類感染症(注)(医師は診察後直ちに届出が必要)に分類されています。
- **ベロ毒素(VT)** を産生し、**溶血性尿毒症症候群(HUS)** などの重篤な症状を引き起こします。
- 腸管出血性大腸菌には100種類以上の血清型が存在し、O157以外にもO26、O111、O103、O145などによる事例も発生しています。

(注) ─────

「感染症の予防及び感染症の患者に対する医療に関する法律(感染症法)」による感染症分類。3類感染症は、医師は診察後直ちに届出が必要。

感染経路・原因食品

- ウシの1割は腸管出血性大腸菌を保菌しています。
- 腸管出血性大腸菌はウシなどの家畜の腸管内に生息しているため、ウシなどの糞便に汚染された食品(生レバー、ミートパティ、ローストビーフ、臓物、漬物、野菜など)や飲用水が原因となります。
- 腸管出血性大腸菌に感染している調理従事者が感染の自覚症状がないまま食品を調理し、食品への汚染を起こすことがあります(**不顕性感染**(注)**者**)。

(注) ─────

細菌やウイルスなど病原体の感染を受けたにもかかわらず、感染症状を発症していない状態のことで、ヒトからヒトへの感染を引き起こす菌やウイルスには注意が必要です。

症状

- 感染から発症までの潜伏期間は1〜14日（平均4〜8日）です。
- 腸管出血性大腸菌は、ベロ毒素（VT）を産生し、赤血球や腎臓、さらには脳にまで作用して溶血性尿毒症症候群（HUS）を起こし、急性腎不全、慢性腎不全、脳症などを引き起こします。
- 幼少児童や基礎疾患を有する高齢者が感染すると腎臓障害を起こし死亡することもあり、特に注意が必要です。

予防

- 腸管出血性大腸菌による食中毒を防ぐためには、牛肉などの食肉に付着した菌による直接的な感染を防ぐことと、ヒト、食材、調理器具を介した食品への二次汚染の防止を確実に行う必要があります。
- 生で食べる野菜、果物類は、流水でよく洗浄し、必要に応じて次亜塩素酸ナトリウム液による消毒を行うようにします。
- 生肉を取り扱う作業と調理済み食品の盛り付け作業は離れた調理台で、作業時間をずらして行うようにし、生肉からサラダや和え物などのそのまま食べる食品への二次汚染を防ぎます。
- 牛肉、ハンバーガー、サイコロステーキ、レバーなどを生や加熱不足の状態で食べないことです。食肉の加工品は中心部で75℃、1分間以上の加熱を行うことが重要です。

その他の病原大腸菌

- 多くの大腸菌は病原性がありませんが、一部の大腸菌はヒトに対して病原性があり、腸管出血性大腸菌の他に、腸管病原性大腸菌、腸管侵入性大腸菌、腸管毒素原性大腸菌、腸管凝集付着性大腸菌などに分類されます。
- コロナ禍の下、2020年から2021年にかけて、病原大腸菌を原因とする患者数1000名を超える大規模食中毒事件が3件発生しました。

Ⅱ-8 腸炎ビブリオ

特徴・性質

- 腸炎ビブリオは、海水程度の塩分(3%前後)を好み、河口や沿岸に生息していて、夏期に近海物の魚介類に付着して魚と一緒に陸揚げされます。
- 魚に付着した腸炎ビブリオが保管中に増殖し、刺身や貝を生食することにより食中毒が起こります。
- 発症菌量は10万個以上と考えられますが、腸炎ビブリオは増殖が非常に速いため(8分間に1回分裂)、増やさないことが重要です。

感染経路・原因食品

- 魚介類の刺身、すし、ゆでだこ、二次汚染を受けた野菜の浅漬、塩分濃度の低いイカの塩辛などが原因食品となります。

症状

- 潜伏期間は約10〜24時間程度で、主な症状は、腹痛、下痢、発熱(通常38℃前後)、おう吐などです。特徴は、さし込むような激痛を伴う激しい腹痛と繰り返す水様性の下痢で、脱水症状を起こすことがあります。

予防

- 真水、水道水(塩素水)や酸に弱いため、生の魚介類は、体表やエラの部分を流水で十分に洗浄します。
- 夏場、条件が整うと急速に増殖するため、冷凍魚介類を解凍する際には、冷蔵庫内(低温条件)などで行い、冷蔵庫から出したら、できるだけすみやかに食べるようにします。
- 食品衛生法に基づいて、生食用鮮魚介類の保存基準について、清潔で衛生

的な容器包装に入れ、10℃以下で保存しなければならないとしています。
● 熱には弱いので、60℃、10分間程度の加熱で容易に殺菌できます。

漁船や魚市場の衛生管理が重要！

　事件数、患者数ともに長年、もっとも多く発生していましたが、1998年をピークに減少しました。かつてはビブリオが増殖した状態の沿岸部の海水で魚を一時保管したり、洗ったりしていましたが、真水や滅菌海水を使用するようになったことや保冷管理が充実したことが、本菌による食中毒減少の大きな要因と考えられます。

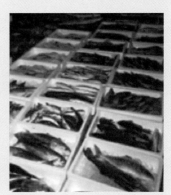

トピックス

「イカの塩辛」による腸炎ビブリオ食中毒

　2007年、イカの塩辛を原因として、全国12自治体で620名の患者が発生した食中毒が起きました。このイカの塩辛自体の塩分濃度が4％程度と低く、従来の発酵過程のある塩辛（食塩濃度約10％）と異なる製法のために菌の増殖を促進してしまったことが大きな原因でした。

　この事件を機に厚生労働省は通知を出して、低塩分「イカの塩辛」の取扱い方法についての注意喚起を行いました。

II-9 リステリア・モノサイトゲネス

特徴・性質

- 日本では、2001年に北海道でナチュラルチーズを原因とするリステリア症集団発生事例が1件あるだけです。海外では深刻な食中毒を引き起こしています。
- 土壌、河川水、下水や家畜(ウシ、ブタ、ヒツジなど)など自然界に広く分布しており、生乳、生肉、植物などを汚染します。
- 他の細菌に比べて耐塩性が強く、10%の食塩濃度でも増殖します。

感染経路・原因食品

- 生ハムなどの食肉加工品、未殺菌乳、ナチュラルチーズなどの乳製品、スモークサーモンなどの魚介類加工品が原因食品となる可能性があります。

症状

- 潜伏期間は24時間から数週間と幅が広い傾向があります。
- 健康な成人は無症状のまま経過することも多く、一般的にはけん怠感、弱い発熱などを伴うインフルエンザ様症状です。
- 妊婦(胎児)、新生児、高齢者などは重篤な症状になりやすいため、ナチュラルチーズなどの未殺菌の乳製品や生ハムなどの飲食は避けるようにします。
- 2018年には、オーストラリアでリステリアに汚染されたメロンが日本に輸出されていたことを受け、妊婦に対して注意を呼びかけました。

予防

- 発育温度域は−0.4〜45℃と広く、4℃以下の低温でも増殖が可能なため、冷蔵庫内に長期間保存しないようにし、生肉やその肉汁、野菜が、冷蔵庫内で調理済み食品に接触しないようにします。
- 加熱(65℃、数分間)で死滅するので、肉類はよく加熱調理します。

II-10 エルシニア・エンテロコリチカ

特徴・性質

● これまでの事例では、給食や旅館などで提供した食事を原因としたものがあります。

感染経路・原因食品

● 市販ブタ肉は8.1％が汚染されているとの調査報告があります。市販ブタ肉は汚染されている確率が高いため、取扱い上の注意が必要です。

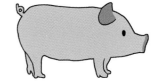

● 河川水、沢水、湧き水、井戸水などは動物や鳥類の糞便による汚染の危険があるので、食品製造用水は確実に消毒処理されたものを使用します。
● 海外では、生食野菜を原因とする食中毒も発生しています。

症状

● 潜伏期間は平均0.5 ～ 6日と長く、有症期間も2 ～ 3週間と長期に渡ります。
● 腹痛、下痢、発熱（38℃以上）を伴う胃腸炎症状が現れ、虫垂炎、関節炎、咽頭炎などを起こすこともあります。

予防

● 調理工程では、豚肉等の生肉から調理器具を介した他の食品への二次汚染を防ぎます。
● 低温（4℃以下）でも増殖するため、食肉の冷蔵庫内での長期保存は避けます。
● 75℃、1分間の加熱で死滅するため、肉の調理時は中心部まで十分に加熱します。

II-11 ボツリヌス菌

特徴・性質

- ボツリヌス菌は、土壌、海や河川等の泥の中などの自然界に広く分布しており、加熱や消毒剤にも強い芽胞をつくります。
- 酸素のない状態（**嫌気性**）の食品中で増殖し、**ボツリヌス毒素**を産生します。
- 発生件数自体はまれですが、死に至る危険性の高い食中毒です。抗毒素療法が導入されて以降、致死率は約30％から約4％にまで低下しました。

感染経路・原因食品

- 十分な加圧加熱殺菌がなされていないレトルト類似食品が原因となります。
- 缶詰や瓶詰、真空パック食品による事故が多く発生する傾向があります。

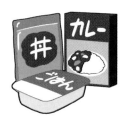

症状

- 潜伏期間は8 〜 36時間で、症状は、吐き気、おう吐、神経症状（嚥下困難、言語障害、呼吸困難、視力低下など）が特徴です。
- 乳児の腸管で芽胞が発芽、増殖することで発症する**乳児ボツリヌス症**があります。

予防

- 容器包装に密封した常温流通食品のうち、pHが4.6を超え、かつ、水分活性が0.94を超えるものは、120℃で4分以上の加圧加熱殺菌を行うか、10℃以下で保存します。
- 真空パック詰めされた食品や缶詰が膨張していたり、異臭が感じられるときには食べないようにします。

- ボツリヌス毒素は加熱することで壊すことができますので、喫食前に食品を80℃、30分間あるいは100℃、10分間以上の加熱処理を行います。
- 厚生労働省は1歳未満の乳児にハチミツを与えないことを各自治体に通知しています。

トピックス

乳児ボツリヌス症による死亡事例

　2017年3月、乳児ボツリヌス症により生後6か月の乳児が死亡しました。日本では、初めての乳児ボツリヌス症による死亡事例となりました。

　患者乳児は、せき、鼻水等の症状を呈していましたが、けいれん、呼吸不全等の急激な症状を呈したため、医療機関に救急搬送されました。
　この乳児は、発症の約1か月前から、離乳食として市販のジュースにハチミツを混ぜたものを飲んでいたことがわかりました。また、検査の結果、患者の糞便および自宅に保管していたハチミツ(開封品)から、ボツリヌス菌が検出されました。

II-12 ウェルシュ菌

特徴・性質

- 一時に大量の調理をする給食施設での食中毒事例が多く、1件当たりの平均患者数が多いため、**給食病**との異名があります。
- 酸素のあるところでは増殖できない**偏性嫌気性菌**で、環境の変化により耐熱性の芽胞を作ります。乾燥、加熱(煮沸)、各種消毒剤に耐性を示し、自然環境中では長く生き残り、条件が整うと発芽して増殖します。
- ウェルシュ菌は、ヒトの小腸で芽胞形成時に**エンテロトキシン**を産生し、この毒素によって食中毒症状が引き起こされます。
- ウェルシュ菌の耐熱性芽胞は100℃で1～6時間の加熱でも不活化できませんが、ウェルシュ菌が産生するエンテロトキシンは易熱性タンパク質なので、60℃、10分間の加熱やpH4以下の条件で不活化できます。

感染経路・原因食品

- 肉類、魚介類、香辛料などと一緒に大量に調理され、保存された食品、煮物、カレー、シチューなどが原因食品となります。

症状

- 潜伏期間は6～18時間です。腹部の膨満感が特徴で、腹痛、下痢を起こしますが、発熱はほとんどありません。症状は重くならずに、1～2日ほどで回復します。

予防

- 加熱食品は、加熱後速やかに冷却し、低温保存を徹底します。菌が増殖しやすい20～50℃の温度域を速やかに通過させることが重要です。
- 冷めにくい物は小分けにし、撹拌しながら冷却することにより空気との接触を増やすことも重要です。

● 保管した食品を再加熱する場合には、中心温度55℃以上で十分に加熱して、増殖したウェルシュ菌を殺菌するようにします。

図Ⅱ-12▶ウェルシュ菌による食中毒の発症機序

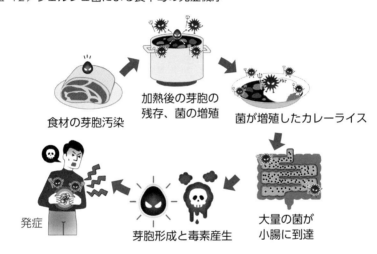

食材の芽胞汚染

加熱後の芽胞の残存、菌の増殖

菌が増殖したカレーライス

大量の菌が小腸に到達

芽胞形成と毒素産生

発症

トピックス

ウェルシュ菌は感染毒素型食中毒菌？

　ウェルシュ菌は、発症菌量は食品1g当たり10万個以上と多く、菌を増やさないことが重要です。大きな寸胴鍋で前日調理したカレーやシチューで食中毒が発生しやすいのは、中心部が冷めにくく、空気に触れないことでウェルシュ菌が増殖しやすいことが大きな原因と考えられます。

　大量に増えた菌を食品とともに食べてしまうことで腸内に到達し、お腹の中で芽胞をつくるときに産生する毒素によって発症します。生体内毒素型ともいわれ、ウェルシュ菌の他に腸管出血性大腸菌やセレウス菌（下痢型）などがあります。

Ⅱ-13 セレウス菌

特徴・性質

- セレウス菌は耐熱性の芽胞を作るため、食品と共に加熱調理されても生き残り、その後に生育環境が整えば芽胞から出芽し、増殖して毒素をつくります。
- おう吐型のセレウス菌は**セレウリド**という毒素を、下痢型のセレウス菌は**エンテロトキシン**を産生します。日本ではおう吐型が主です。

感染経路・原因食品

- 穀類を用いた食品、チャーハン、オムライス、ピラフ、パスタ類などが原因食品となります。

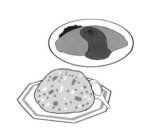

症状

- おう吐型は、感染から発症までの潜伏期間は0.5 〜 6時間で、吐き気、おう吐、腹痛をともない、黄色ブドウ球菌食中毒に類似した症状を示します。
- 下痢型は、潜伏期間は8 〜 16時間で、腸管内で作り出された下痢毒素（エンテロトキシン）によって、下痢、腹痛が主症状のウェルシュ菌食中毒に似た症状を起こします。

予防

- セレウス菌の発症菌量は食品1g当たり10万個以上で、予防のポイントは増殖を防止することです。
- 穀類を原料とする食品は、調理後速やかに低温（10℃以下）に冷却、保管するか、調理後はなるべく早く食べるようにして、米飯や麺類は作り置きをしないことです。

トピックス

芽胞ってどんな仕組みなの？

　芽胞は加熱や乾燥などの過酷な条件に対して強い抵抗性をもち、発育に適した環境になると、本来の形である栄養細胞となって再び増殖します。

図Ⅱ-13-1 ▶ 芽胞形成のプロセス

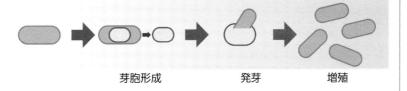

増殖に適した条件	増殖し難い条件	増殖に適した条件
	芽胞形成	発芽　　増殖

図Ⅱ-13-2 ▶ ボツリヌス菌芽胞の構造模式図

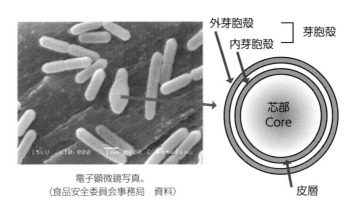

電子顕微鏡写真。
〈食品安全委員会事務局　資料〉

外芽胞殻
内芽胞殻 ┐ 芽胞殻
芯部 Core
皮層

Ⅱ-14 ノロウイルス

特徴・性質

- ノロウイルスは感染力が非常に強く、100個以下のごく少量のウイルスで食中毒を起こします。
- ノロウイルスは、ヒトの腸管でのみ増殖し、食品中（貝の中）では増えません。
- 感染者の糞便1g中に100万個以上、おう吐物1g中には1万個以上の大量のノロウイルスが排出されます。
- 感染症法では5類感染症（医師は診断から7日以内に届出が必要）に分類されます。

感染経路・原因食品

- 一年中感染者は存在しますが、特に冬季に流行します。
- 生カキなどの貝類、シジミの醤油漬けなど、生や加熱不十分の状態で食べた二枚貝が原因となります。
- 近年のノロウイルス食中毒の発生原因は、食材そのものではなく食品取扱い従事者由来による事例の割合が多くなっています。
- ウイルスを含む糞便やおう吐物からの経口感染、飛沫感染、接触感染などにより感染が広がります。
- 特に、保育園、学校、高齢者施設、ホテル、宴会場や家庭内での二次感染が多く、集団発生につながります。
- ノロウイルスの感染経路は、図Ⅱ-14をご参照ください。

症状

- 潜伏期間は、12〜72時間（ピーク36時間）。
- 乳幼児の主症状はおう吐が多く、成人は下痢症状が多い傾向があります。
- 体力のない高齢者・乳幼児は感染しやすいので、特に注意が必要です。
- 感染しても発症しないヒトもいます（**不顕性感染者**）。
- 通常は3日程度で症状は軽快しますが、1週間から1か月以上の期間にわたりウイルスを保有し、症状が回復してもウイルスを排泄します。

図Ⅱ-14 ▶ ノロウイルスの感染経路

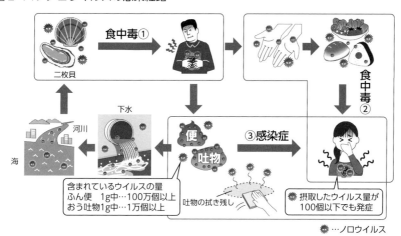

ヒトの小腸で増殖したノロウイルスは、トイレ→下水→河川→汽水域を経由して、カキやアサリなど二枚貝の消化器官内(中腸腺)に蓄積します。

予防

● ノロウイルスは食品中では増殖しませんので、食中毒予防対策としては、「持ち込まない、つけない、やっつける、広げない」が重要です。

● 調理前やトイレ使用後には十分な手洗いを行います。

● 調理従事者は普段から二枚貝の生食は避けることでノロウイルス感染を防ぎ、感染が疑われる者は直接食品に接する作業にはつかないようにします。

● おう吐物などの処理を行う際には、手袋、マスクなどを使用して、十分な感染予防対策を行います。

● 二枚貝の取扱いに注意して、他の食品や調理器具に二枚貝由来のノロウイルスが付着しないようにします。

● 加熱調理する食品(二枚貝など)は、中心部を85 〜 90℃で90秒間以上加熱します。

Ⅱ-15 主な食中毒菌の増殖条件

　菌の種類と主な原因食品は表Ⅱ-15-1のとおりです。菌が増殖できる温度域、菌が10分の1に減少する温度、時間などに関する科学的な知見に基づいて、現場での衛生管理を行います。

表Ⅱ-15-1 ▶食中毒を起こす微生物と主な原因食品

菌種		主な原因食品
無芽胞菌	カンピロバクター属菌	食肉（鶏肉、牛肉、豚肉）、生乳、魚介類、未消毒の地下水
	サルモネラ属菌	畜産食品（食肉、卵、乳等）、魚介類、香辛料、野菜類、これらを原材料とした広範囲の食品
	黄色ブドウ球菌	穀類およびその加工品、畜産加工品（食肉、乳等）、複合調理食品、手作業による加熱処理後の食品の取扱は要注意
	腸管出血性大腸菌	食肉・加工品（ハンバーグ）、生乳、野菜類（もやしを含む）、サラダ類、その他の糞便に直接／間接的に汚染された多様な食品
	腸炎ビブリオ	魚介類（刺身、寿司、魚介加工品）、二次汚染による各種食品（漬物、生野菜等）
	リステリア・モノサイトゲネス	生ハムなどの食肉加工品、未殺菌乳、ナチュラルチーズなどの乳製品、スモークサーモンなどの魚介類加工品
	エルシニア・エンテロコリチカ	食肉・加工品（特に豚肉）、乳・乳製品、豆腐、水
芽胞菌	ボツリヌス菌	食肉、魚肉、野菜類を使用した発酵食品、缶詰・ビン詰め、レトルト殺菌した長期保存食品、燻煙・塩漬魚、蜂蜜、井戸水
	ウェルシュ菌	食肉、魚介類、野菜等を使用した加熱調理食品（特に大量調理されたカレー、弁当、スープ等）
	セレウス菌	下痢型：食肉、乳、野菜等のスープ類 おう吐型：米飯、ポテト、パスタ

出典：厚生労働省「主な微生物の疫学的特性」を加工

　微生物の熱抵抗性は、特定の加熱温度条件における菌数を10分の1に減少させるために要する時間（D値）で表し、数値が大きいほど耐熱性が高いことを表します。ボツリヌス菌、セレウス菌、ウェルシュ菌は、耐熱性の芽胞を形成するため、通常の加熱調理条件では死滅しません。芽胞菌を除いた主な食中毒細菌の熱抵抗性（D値）を表Ⅱ-15-2に例示します。

表Ⅱ-15-2 ▶ 主な食中毒細菌の熱抵抗性（D値）の例

主な食中毒菌	熱抵抗性（D値）	実験に用いられた食品の例
カンピロバクター属菌	・55℃：2.12 ～ 2.25 分 ・57℃：0.79 ～ 0.98 分	・カンピロバクター・ジェジュニ、鶏肉
サルモネラ属菌	・56.7℃：3.05 ～ 4.09 分 ・57.2℃：5.49 ～ 6.12 分	・サルモネラ属菌、液卵 ・サルモネラ属菌、殻付き卵
腸管出血性大腸菌	・57.2℃：4.1 分、62.8℃：0.3 分 ・57.2℃：5.3 分、62.8℃：0.5 分	・O157、牛挽き肉、脂肪 2%の場合 ・O157、牛挽き肉、脂肪30.5%の場合

出典：食品安全委員会資料

（注）

科学的データの捉え方
例えば、食中毒の潜伏期間に関しては、微生物の性質自体が変化することと、感染するヒトの状態も異なることから、調査条件によって結果は異なることになります。
本テキストでは、原則として食品安全委員会や厚生労働省など公に認められている発信元の科学的データを参照しておりますが、調査条件によって結果が異なることから、条件を明確にしない限りは最大公約数的な値（一般的な値）を示すことになります。
熱抵抗性についても、どのような食品をどのような条件で取り扱うかによって殺菌条件は異なりますので、ケースバイケースの対応が必要となります。

Ⅱ-16 食中毒事件事例

事例① 鶏肉の寿司によるカンピロバクター食中毒

2016年4月〜5月に、東京都内と福岡の2会場で開催された屋外イベントで、「ささみ寿司」を原因とする大規模食中毒が発生しました。

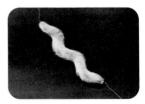

患者数は600人超で、表面をあぶった程度の加熱不十分な鶏肉が原因とされました。イベント会社は、夏まで開催を予定していた福島、秋田、青森、新潟での同イベントの開催を中止しました。

出典：国立感染症研究所

この事例では**鶏肉の加熱不足が原因であり、食材（肉）の基本的な取扱いを守る**ことの重要性がわかります。

事例② きゅうりの和え物によるO157食中毒

2016年8月、東京都と千葉県の高齢者施設で腸管出血性大腸菌O157による集団食中毒が発生し、患者84名のうち70歳から90歳の10名が死亡しました。

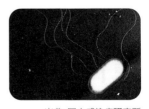

東京都と千葉県におけるそれぞれの患者便と共通食の「きゅうりのゆかり和え」から同じ遺伝子型のO157が検出されたため、2施設の食中毒は「きゅうりのゆかり和え」を共通原因とする食中毒と推定されました。

出典：国立感染症研究所

本事例発生後、「大量調理施設衛生管理マニュアル」の改正があり、**若齢者や高齢者に野菜および果物を加熱せずに供する場合には、殺菌を行うこと**との文言が加えられました。

事例③ 「刻みのり」によるノロウイルスの大規模集団感染

2017年2月に、東京都内の共同調理場で作られた給食を食べた小学児童および教職員1,000人以上がおう吐、腹痛等の食中毒様症状を発症しました。

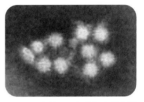

出典：国立感染症研究所

その後の検査で、仕入先に保管されていた未開封の「刻みのり」からノロウイルスが検出され、児童から検出されたウイルスと一致したことから、病因物質は給食の「親子丼」に使用された「刻みのり」に付着していたノロウイルスと断定されました。

刻みのりの製造者が、2016年12月にノロウイルスに感染、発症しましたが、体調不良にもかかわらず通常どおりに製造を継続してしまったことが、広範囲に多くの食中毒患者を発生させる原因となりました。

この事例により、**ノロウイルスは乾燥状態・常温保管で2か月経っても、強い感染力を維持する**ことがわかりました。

事例④ 共同調理場で作られた学校給食によるウェルシュ菌食中毒

2021年2月に埼玉県内の5つの中学校で、共同調理場で作られた給食を食べた生徒と教員、合計718名が腹痛、下痢、発熱の症状を訴えました。

有症者の便からウェルシュ菌が検出されたこと、有症者の主症状がウェルシュ菌によるものと一致したこと、発症日と潜伏期間から同一メニュー（広東めん、手作り山海しゅうまい、他）の給食が原因と考えられることから、ウェルシュ菌食中毒と判定されました。

カレーやシチュー等を大鍋で大量に作る場合、他の細菌は死滅してもウェルシュ菌の芽胞は生き残り、調理後に適切に冷却せず放置すると、40℃～50℃で急速に増殖して食中毒の原因となります。

II-17 寄生虫の種類と健康障害

寄生虫とは

- 寄生虫とは、他の動物に付着または内在して栄養をとり、生活する動物です。
- 寄生虫と細菌との大きな違いは、寄生虫は寄生していた動物（宿主：しゅくしゅ）が生きていないと、その体内で増えることはありません。
- しかし、寄生虫は宿主が死んでからも一定期間生き続けます。
- 寄生虫はきわめて種類が多いのが特徴であり、一口に寄生虫といっても、実際は多様なグループで構成されています。
- 単細胞の原虫から長さ10メートルに達する日本海裂頭条虫まで大きさもさまざまです。

食品に含まれる寄生虫への対策

- アニサキス、クドア、サルコシスティスなど多くの寄生虫は、食品を加熱または冷凍処理すれば寄生のリスクはなくなります。
- 寄生虫に過度に神経質になることはありませんが、それぞれの食品にはどのような寄生虫が存在する可能性があるかを知っておくことが大切です。
- そのうえで、その寄生虫が肉眼ではどのように見えるか（肉眼では見えないほど小さい寄生虫もいます）、どのような処理をすればヒトへの寄生や食中毒を防げるかについて、それぞれの寄生虫の特徴を知っておくことが肝要です。

表Ⅱ-17▶食品に含まれる主な寄生虫と健康障害

寄生虫を含む食品		寄生虫の分類	寄生虫の種類	主な症状
野菜類	野菜	線虫	回虫	多数寄生で下痢や腹痛、腸閉塞
飲料水	汚染された水や食品	原虫	クリプトスポリジウム	下痢、腹痛、おう吐、発熱
魚介類	海産魚、イカ	線虫	アニサキス	強い腹痛症状、まれにアレルギー症状
	サケマス	条虫	日本海裂頭条虫	下痢や腹痛
	ヒラメ	粘液胞子虫	クドア	一過性のおう吐や下痢
	ホタルイカ	線虫	旋尾線虫	激しい腹痛とおう吐、重症の場合は腸閉塞、幼虫が体内を移動すると皮膚にミミズ腫れ
獣肉類	豚肉	条虫	有鉤条虫	腹部膨満感、悪心、下痢、便秘
	豚肉、牛肉、鶏肉とその加工品	原虫	トキソプラズマ	ふつうは無症状、免疫不全の人では脳、肺、心臓などに炎症、女性が妊娠中に初めて感染すると胎児に胎盤感染
	馬肉	原虫	サルコシスティス	一過性のおう吐や下痢
その他	カエル、ヘビ、ニワトリ肉	条虫	マンソン裂頭条虫	幼虫が体内を動き回り、眼や脳に移動した場合は重症化
	サワガニ、モクズガニ	吸虫	肺吸虫	胸痛や呼吸困難、咳や痰などの症状
	豚肉	線虫	旋毛虫	発熱、浮腫、筋肉痛など、重症化すると呼吸不全、心不全、全身衰弱

II-18 アニサキス

特徴・性質

出典：国立感染症研究所

- 近年、アニサキスを原因とする食中毒事件が増えています。
- 以前に比べて流通技術が向上し、生で魚を食べる機会が増えたことや、内視鏡による検査技術が進展し、医師からの届出が増加したことなどが影響していると考えられます。
- アニサキスが寄生している海産魚やイカを食べてヒトは感染します。
- 酢でしめる、塩漬け、醤油やわさびをつけるなどの食べ方に予防効果はありません。

図II-18▶アニサキスの生活環とヒトへの感染経路

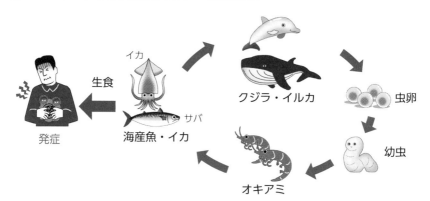

イカ
クジラ・イルカ
虫卵
幼虫
生食
サバ
海産魚・イカ
オキアミ
発症

　アニサキスは海水中で卵が孵化しオキアミに食べられます。このオキアミを海産魚やイカなどが食べ、さらにこれらをクジラやイルカなどの海産哺乳類が食べます。最終的に海産哺乳類の胃で成虫になり、糞便とともに卵が海水中に排出されます。

感染経路・原因食品

- アニサキスが寄生している海産魚やイカを生食することによってヒトに感染します。サバ類やイカ類、他にサケ、サンマ、イワシなども原因食品になります。

症状

- 胃や腸に寄生しますが一時的で、数日〜 1週間ほどで治まります。
- 食後数時間から十数時間で強い腹痛症状を起こします。
- 胃カメラを使って虫を取り除くと症状はなくなります。対症療法的に鎮痛剤を飲む場合もあります。
- アニサキスのタンパク質が原因で生じるアレルギー（**アニサキスアレルギー**）が知られており、魚類摂取後に生じるじんましんの大部分は、これに起因するとされています。

予防

- 加熱(60℃、1分以上)または冷凍(−20℃、24時間以上)によってアニサキスは死滅します。
- ヨーロッパでは生食または冷燻製用の魚および軟体動物類は冷凍処理することが義務付けられています。
- 刺身を十分に肉眼で観察し、気づいた場合は虫体を取り除きます。内臓表面にいることが多いのですが、筋肉のなかにも寄生しています。
- 酢じめは無効、しめサバが重要な感染源となります。

Ⅱ-19 クドア

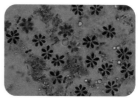

出典:広島県保健環境センター

- クドア・セプテンプンクタータは、ヒラメ以外の魚には寄生せず、ヒラメの筋肉の生食が原因となります。
- 筋肉内のシスト(胞子の入った袋)は長さが0.2mmほどしかなく、肉眼では見えません。
- ヒラメの筋肉を冷凍または加熱して無毒化します。
- クドアは本来、魚の寄生虫で、人間には寄生できないため、症状は一過性で深刻化することはありません。

図Ⅱ-19▶クドアの生活環とヒトへの感染経路

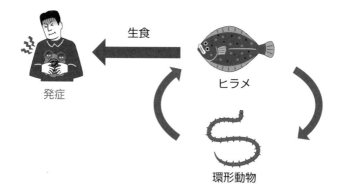

生食

発症

ヒラメ

環形動物

　ヒラメの死後、環形動物はヒラメの筋肉とともに胞子を摂食し、その消化管内でクドアは増殖します。その後、再び海中に放出されたクドアはヒラメの皮膚を通してヒラメの筋肉内に侵入し増殖します。自然界ではクドアはこのようなサイクルを繰り返して生活しています。

Ⅱ-20 サルコシスティス

- サルコシスティスが寄生した馬肉を生で食べることにより感染します。
- 一過性のおう吐や下痢を起こしますが、症状は軽く、速やかに回復します。
- サルコシスティスは48時間以上の冷凍処理で死滅するため、馬肉の冷凍処理が予防のうえで重要です。生産地における馬肉の冷凍処理が普及したためサルコシスティスによる食中毒は激減しています。

図Ⅱ-20 ▶ サルコシスティスの生活環とヒトへの感染経路

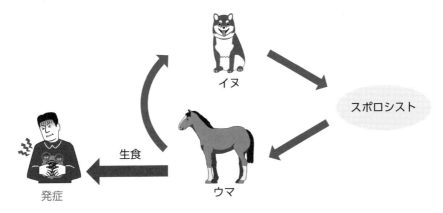

食中毒の原因となるサルコシスティスはイヌに寄生しています。やがてイヌの糞便とともにサルコシスティスのスポロシスト (寄生虫の生活環のステージの1つ) が排出され、これが土壌、水、飼料を汚染します。ウマへはこれらのものを介して感染します。その後、ウマの筋肉内で増殖しシストを形成します。

Ⅱ-21 自然毒の分類と発生状況

　動植物が体内にもっている毒成分を自然毒といい、**動物性自然毒**と**植物性自然毒**に分けられます。自然毒による食中毒は、それほど多くありませんが、死者数の多くを占めています。

表Ⅱ-21 ▶ 自然毒による食中毒発生状況（2013 〜 2022年）

	事件数（件）	構成比	患者数（人）	構成比	死者数（人）	構成比
植物性自然毒 （キノコ）	254	34.5%	681	34.8%	3	11.5%
植物性自然毒 （高等植物）	212	28.8%	820	41.9%	17	65.4%
動物性自然毒 （フグ）	180	24.5%	246	12.6%	5	19.2%
動物性自然毒 （フグ以外）	90	12.2%	208	10.6%	1	3.8%
合計	736		1,955		26	

出典：厚生労働省食中毒統計

動物性自然毒

- 動物性自然毒による食中毒はすべて魚介類由来と考えられます。
- 日本人はフグを多量に消費する国民であるため、動物性自然毒では**フグ中毒**が圧倒的に多くなっています。
- フグ中毒は全国で発生していますが、フグの食習慣は西日本で広まっているので、中毒も西日本での発生が多くなっています。
- 原因施設別に中毒発生状況をみると、家庭（釣り人）での発生が目立ち、事件数の大半を占めています。フグの素人料理がいかに危険であるかを示しています。
- 近年のフグ毒以外の動物性自然毒による食中毒は、**シガテラ毒**および**テトラミン**による中毒が多くなっています。

植物性自然毒

- 植物性自然毒は**キノコの毒**と**高等植物の毒**に分けられ、植物性自然毒による食中毒の発生件数、患者数の大半をキノコ中毒が占めています。

- 毒キノコは一見、食用キノコと類似しているものが多いため、誤って採取し、家庭で調理することが中毒につながっています。

- キノコ中毒は東日本（北海道、東北、上信越）での発生が多く、月別発生状況をみると、キノコ狩りの季節である9月から11月に集中しています。

- 高等植物の毒による食中毒は、スイセン、イヌサフラン、バイケイソウ、クワズイモ、ジャガイモ、チョウセンアサガオなどにより発生しています。

- スイセン、イヌサフラン、クワズイモといった観賞植物による中毒が増加傾向にあり、なかでもイヌサフラン中毒による致死率が高く、スイセン中毒も死亡することがあります。

- ジャガイモによる中毒は、事件数の割に患者数が非常に多くなっていますが、ほとんどが学校の授業などでの集団食中毒のためです。

トピックス

キノコは植物？

　「すべての生物は動物界と植物界の2つの分類群に大きく分けてとらえることができる」という2界説が長い間支配的でした。この分類はわかりやすいので、義務教育でもこの分類にしたがって教えています。

　ところが現在の生物学ではこの分類は古く、3界説や5界説、多界説などの新しい分類がなされるようになりました。

　最近では、キノコは菌類に属し、植物・動物と並ぶ第3の大きな生物群として認識されるようになっています。

Ⅱ-22 フグ毒

特徴・性質

- **フグ毒**の本体は**テトロドトキシン**という神経毒で、これをもつものはフグ目（フグもく）ではフグ科の魚に限られていますが、近年、テトロドトキシンとは異なる毒成分を主成分としてもつフグも見つかっています。
- 自然界でテトロドトキシンをもっている動物はフグだけではなく、両生類、魚類、棘皮動物など、多様な生物に存在が確認されています。
- テトロドトキシンは弱酸性溶液中では加熱に対して安定ですが、アルカリ性溶液や強酸性溶液中では不安定です。フグ鍋のような一般的な加熱調理では分解しません。

原因となる部位

- フグの毒性は個体差が著しく、同じ種類であっても無毒の個体から猛毒の個体までみられます。
- 一般に、卵巣と肝臓の毒性が高いとされています。

表Ⅱ-22-1 ▶ フグ毒の特徴

1. フグは種類によって毒力が異なる。
2. 臓器の種類によって毒力が異なる。
3. 毒力は個体差が大きい。
4. 有毒とされている臓器は常に有毒である。
5. 漁獲海域によって毒力が異なる場合がある。

症状

- フグ中毒の病変は、非常に早く、食べてから死亡するまでの致死時間は、通常は4〜6時間です。食べてから症状が現れるまでの時間が短い場合ほど致死率が高いといわれています。

表Ⅱ-22-2 ▶ フグ中毒による病変の経過

経過	主な症状
第 1 段階	食後 20 分から 3 時間までに、口唇、舌先、指先のしびれが始まる。激しいおう吐が続くこともある。歩行は千鳥足。
第 2 段階	まもなく知覚マヒ、言語障害、呼吸困難となり、血圧が降下する。
第 3 段階	全身が完全な運動マヒ状態
第 4 段階	意識消失後、まもなく呼吸、心臓が停止し、死に至る。

予防

● フグ中毒に対する有効な解毒剤はなく、吐き出させる、人工心肺による強制呼吸といった応急処置がとられます。
● 1983年に厚生省(現　厚生労働省)は、フグ食用のガイドラインを示し、各都道府県ではフグの販売や処理、調理師免許などに関する条例を定め、フグ中毒の防止に努めています。

MU(マウスユニット)とは？

● フグの毒性は、組織1g当たりの**MU(マウスユニット)**という単位によって表示されています。1MUは体重20gのマウスを30分で死亡させる毒量と定義されています。1,000MU/g以上は猛毒に分類されます。
● テトロドトキシンのヒトに対する致死量は1 〜 2mg(5,000 〜 10,000MU)と推定されています。

Ⅱ-23 シガテラ毒

特徴・性質

- 魚類による自然毒としては世界最大規模の食中毒で、中毒患者数は毎年2万人以上と推定されます。
- 毒成分は**シガトキシン**で、その産生者は有毒プランクトンです。

原因魚種

- 原因魚種は、熱帯から亜熱帯海域の魚類（バラフエダイ、バラハタ、イッテンフエダイ、イシガキダイなど）です。
- 中毒のほとんどは沖縄県で起きていますが、毒性は藻食魚よりも肉食魚の方が、小型魚よりも大型魚の方が一般に高い傾向があります。同じ魚種でも、個体、漁獲場所により無毒から強毒まで著しい差があります。
- 温暖化や環境破壊の影響もあってか、最近では九州や本州でイシガキダイを原因とする事例が相次いで発生し、問題となっています。

症状

- シガテラ毒の特徴的な症状は**ドライアイスセンセーション**という温度感覚異常で、冷たいものに触れたときに電気刺激のような痛みを感じたり、冷水を口に含んだ時にサイダーを飲んだような「ピリピリ感」を感じたりします。
- 中毒症状、発病時間は比較的早く、1〜8時間程で発症し、ときに2日以上のこともありますが、回復は一般に非常に遅く、完全回復には数か月以上を要することもあります。死亡例は稀です。

予防

- 1949年に中毒事件を引き起こしたオニカマスは食用禁止になっており、その他のシガテラ毒魚については、都道府県ごとに食用としないよう指導し、中毒の未然防止を図っています。

図Ⅱ-23 ▶ シガテラ毒魚と食用魚

見分けられますか？

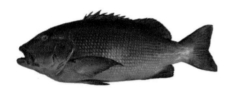

（毒魚）バラフエダイ
- 眼の前にはっきりした溝があり、溝の中に鼻腔がある
- 尾ビレは V カット（開いているときは直線にみえるので注意）

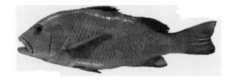

（食用魚）ゴマフエダイ
- 眼の前に溝がない
- 尾ビレは直線（尾ビレは閉じると V カットにみえることもある）

出典：東京都市場衛生検査所「有毒魚介類の見分け方」より

トピックス

イシガキダイ料理によるPL訴訟

　1999年に割烹料亭で調理されたイシガキダイ料理を食べ、シガテラ毒素を原因とする食中毒が発生し、料理を食べた消費者が、料亭経営者らに対し、製造物責任などに基づく損害賠償請求訴訟を提起しました。

　イシガキダイがシガテラ毒素を含有することを認識できたか、刺身・塩焼きは製造物かが争点となりましたが、イシガキダイ料理は、製造物責任法にいう加工に当たるとして、料亭経営者らの責任が認められました。

II-24 その他の動物性自然毒

有毒プランクトンと貝毒

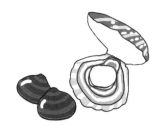

- 貝毒はホタテ、アサリ、カキなどの二枚貝が餌として有毒プランクトンを食べることで毒素を蓄積し、これを食べたヒトが中毒症状を起こします。
- 食用となる二枚貝に毒素を作り出す能力はありませんが、有毒プランクトンの種類によって麻痺性貝毒と下痢性貝毒などに分けられます。
- 貝類による食中毒事件としては、ノロウイルスや腸炎ビブリオによる事例が圧倒的に多く、貝毒による中毒事例はそれほど多くありません。

麻痺性貝毒

- **麻痺性貝毒**(PSP)は、二枚貝が有毒プランクトンからPSPを蓄積し、中毒を引き起こします。重症の場合は呼吸麻痺により死亡することがあり、欧米では古くから恐れられています。

下痢性貝毒

- ムラサキイガイの摂取により**下痢性貝毒**(DSP)が発見されました。麻痺性貝毒(PSP)と同様に有毒プランクトンからDSPを取り込むことで中毒を引き起こします。
- DSPでは死亡することはありませんが、自然毒中毒としては珍しく大規模な集団食中毒を起こす傾向があります。

麻痺性貝毒・下痢性貝毒の予防対策

● 麻痺性貝毒や下痢性貝毒の予防対策は、有毒プランクトンの監視と貝類の定期的な毒性試験の実施であり、可食部の毒性が規制値を超えると出荷を規制します。

テトラミン

● **テトラミン**の毒成分は巻貝の唾液腺に含まれ、ツブ貝として流通する唾液腺が除去されていない巻貝が原因となります。

● 中毒症状は頭痛、めまい、船酔い感、酩酊感、視覚異常などですが、死亡することはありません。

パリトキシン様毒

● **パリトキシン**は刺胞動物イワスナギンチャク類に最初に見いだされた毒成分です。

● 毒性はフグ毒の約60倍に相当し、わが国ではアオブダイやハコフグ類の摂食で発生し、死者も出しています。

● 主な症状は激しい筋肉痛で、しばしば黒褐色の排尿を伴います。呼吸困難、歩行困難、胸部の圧迫、麻痺けいれんなどがみられることもあり、重症の場合には死に至ります。

Ⅱ-25 キノコ毒

特徴・性質

● キノコの毒成分は多様ですが、いずれも化学的に安定した物質で、通常の加熱調理で毒性を失うことはありません。

原因となるキノコ

● 毒キノコは一見、食用キノコと類似しているものが多いため、野山にハイキングに出かけたときなどに誤って採取し、家庭で調理することが中毒につながっています。

● ツキヨタケはヒラタケ、ムキタケ、シイタケに似ており、クサウラベニタケはウラベニホテイシメジ、ホンシメジなどに似ていることから誤食されます。この2種による中毒が特に多く、件数、患者数の大半を占めています。

● **ツキヨタケ**および**クサウラベニタケ**による中毒で死に至ることはほとんどありませんが、ドクツルタケやニセクロハツは猛毒キノコで死者を出しています。

表Ⅱ-25 ▶ キノコの種類別中毒発生状況～上位3種（2012 ～ 2021年）

順位	中毒原因キノコ	事件数（件）	患者数（人）	死者数（人）
1	ツキヨタケ	149	462	0
2	クサウラベニタケ	47	138	0
3	テングタケ	17	26	0
その他・種類不明		89	194	3
合計		302	820	3

出典：厚生労働省「過去のキノコを原因とする食中毒発生状況」
(注)死者はニセクロハツで1名、それ以外の2名は種類不明です。

症状

中毒症状との関連で、主として、次の3つにわけられます。

- 消化器系症状を起こす毒（ツキヨタケやクサウラベニタケなどの毒）
- コレラ様症状を起こす毒（ドクツルタケなどの毒）
- 神経系症状を起こす毒（ドクササコ、テングタケ、ヒカゲシビレタケなどの毒）

予防

- 野生のキノコを見つけたとき、そのキノコが食べられるのか、毒キノコなのか見分けることが必要です。

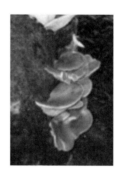
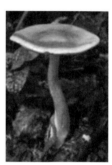

ツキヨタケ　　　クサウラベニタケ

出典：厚生労働省

トピックス

キノコの見分け方

キノコの見分け方には次のような迷信がありますが、信頼性はありません。

- **地味な色をしたキノコは食べられる**

毒キノコのほとんどは地味な色をしています。クサウラベニタケやツキヨタケも地味な色でいかにもおいそうです。タマゴタケのように色が鮮やかでも食べられるキノコもあり、色で判断することはできません。

- **虫が食べているキノコは食べられる**

毒キノコでも虫は食べます。

- **ナスといっしょに料理すれば食べられる**

ナスといっしょに料理をして中毒となった事例は数多くあります。

Ⅱ-26 高等植物の毒

特徴・性質

- 高等植物の毒成分のほとんどは、**アルカロイド**(窒素を含む塩基性有機化合物の総称)に属します。
- アルカロイドは、ニコチン、モルヒネ、コカイン、カフェインなど多くのものが知られており、通常の加熱調理で毒性を失うことはありません。

原因食品・感染経路

- 高等植物による食中毒は、毒をもった植物を類似した食用植物と間違えて食べてしまうことにより起こります。表Ⅱ-26をご参照ください。

表Ⅱ-26 ▶ 高等植物による食中毒発生状況(2013 〜 2022年)

順位	種類	件数	患者数 (　)内死者数	間違いやすい食用植物等
1	スイセン (ヒガンバナ科)	65	216 (1)	葉がニラやノビル、鱗茎がタマネギ
2	イヌサフラン (ユリ科)	22	29 (13)	葉がギボウシやギョウジャニンニク 球根がジャガイモやタマネギ
3	バイケイソウ (ユリ科)	21	44	新芽が山菜のギボウシやギョウジャニンニク
4	クワズイモ (サトイモ科)	20	51	外観がハスイモやサトイモ
5	ジャガイモ (ナス科)	17	313	芽や芽の付け根部分、緑色の皮の部分が有毒
6	チョウセンアサガオ (ナス科)	10	28	根がゴボウ、開花前のつぼみがオクラ、葉はモロヘイヤ、アシタバ
7	トリカブト (キンポウゲ科)	8	15 (1)	新芽がニリンソウやモミジガサ

出典:厚生労働省パンフレット「有毒植物に要注意」

スイセン

● ニラと間違えた中毒例がもっとも多く、ニラの葉は
強烈なにおいを放つのに対して、スイセンの葉は特
に臭いがしないので、臭いをかげば両者の区別は容
易です。

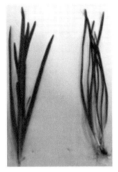

ニラ　　　スイセン
出典:消費者庁

ジャガイモ

● 毒成分はソラニンとチャコニンです。
● 重症の場合は脳浮腫を生じ、小児では意識の
混濁、昏睡からけいれんを経て死亡すること
もあります。

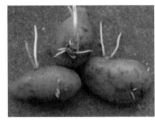

ジャガイモの芽が出たもの
(芽のつけねは有毒)
出典:厚生労働省「自然毒のリスクプロファイル」

イヌサフラン

● イヌサフランはイヌサフラン科(旧ユリ科)の園
芸植物で、その葉はギボウシやギョウジャニン
ニクと、球根はジャガイモやタマネギと間違え
て中毒を起こすことがあります。
● 嘔吐、下痢、皮膚の知覚減退、呼吸困難などの
症状がみられ、重症の場合は死亡します。毒成
分はコルヒチンです。

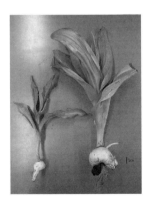

イヌサフラン
「神奈川県立生命の里・地球博物館」所蔵
資料番号:KPM-NX0001932

63

Ⅱ-27 化学性食中毒の発生状況

化学性食中毒とは

- 化学性食中毒とは、食品原料や食品に本来含まれていないはずの**有害化学物質**による汚染、混入、生成により、発生する中毒のことをいいます。
- 化学性食中毒の発生件数および患者数は少なく、最近30年間では死亡例もありません。
- 化学性食中毒としては、ヒスタミンを原因とする**アレルギー様食中毒**が圧倒的に多くなっています。
- ヒスタミン以外の化学性食中毒は、洗剤、農薬、消毒剤、漂白剤などの混入や誤用などが原因で、いずれも人為的な単純ミスによる中毒が大半を占めています。

表Ⅱ-27▶化学性食中毒の発生状況（2013 ～ 2022年）

	事件数 （件）		患者数 （人）	
		構成比		構成比
アレルギー様食中毒	97	82%	2,053	96%
その他	22	18%	84	4%
合計	119		2,137	

出典：厚生労働省食中毒統計

油脂の変敗とは

- 食用油脂が空気中の酸素により酸化されると、味や臭いが悪くなるとともに粘度も高くなり、過酸化物質やその分解物で食中毒を起こします。このような油脂の酸化による劣化を、油脂の**変敗**（または**酸敗**）といいます。
- かつては、即席ラーメン、揚げせんべい、ポテトチップスなどによる中毒がみられましたが、脱酸素剤の普及や包装技術の進歩によって大幅に減少し、2010年以降は発生していません。

Ⅱ-28 アレルギー様食中毒(ヒスタミン)

特徴・性質

- **ヒスタミン**による食中毒は、アレルギー症状に類似した中毒症状がみられるので**アレルギー様食中毒**と呼ばれています。
- アレルギー様食中毒の場合、魚に蓄積したヒスタミンを一定量以上摂取した人に症状が現れます。それに対して魚類アレルギーの発症は、魚のアレルゲンに感作された特定の人(アレルギー体質の人)だけにみられます。

原因食品・感染経路

- 主として赤身魚に多く含まれる**ヒスチジン**が、ヒスタミン産生菌が産生する酵素の働きでヒスタミンになり、アレルギー様食中毒の原因となります。
- ヒスタミンは熱に対して安定しているので、刺身のほかに、干物、照り焼き、フライ、缶詰といった乾燥品や加熱品でも中毒が起きます。

症状

- 通常、食後数分〜 30分位で発症し、顔面、特に口のまわりや耳たぶの紅潮、頭痛、じんましん、発熱などの症状を示します。
- たいてい6 〜 10時間で回復し、死亡することはありませんが、14歳以下の年齢層で発症届出件数が多くなっています。

予防

- 5℃前後の低温流通は中毒の防止に効果的ですが、低温でもヒスタミンを産生する菌がいます。
- ひとたび蓄積されたヒスタミンは加熱をしても分解されないため、鮮度が低下したおそれのある魚は食べないようにします。

Ⅱ-29 有害金属

水銀（Hg）

- **水俣病**は、工場廃液に含まれていた有機水銀に汚染された魚介類を食べた多数の沿岸住民に大きな被害を及ぼしました。
- 水銀の毒性は無機水銀より有機水銀の方が高く、1956年に熊本県から鹿児島県にかけて確認された水俣病と、1965年に新潟県阿賀野川下流域で確認された第二水俣病があり、いずれも、工場廃液に含まれていた**メチル水銀（有機水銀）**が原因です。
- 1973年に厚生省（現 厚生労働省）は、魚介類に含まれる水銀の暫定的規制値（総水銀0.4ppm、メチル水銀0.3ppm）を設けています。

カドミウム（Cd）

- カドミウムはポリ塩化ビニル安定剤や顔料、メッキ、電池の電極材料、合金成分などに使われています。
- カドミウムは、亜鉛や鉛の精錬時に副産物として排出されるため、亜鉛鉱山などの周辺で飲料水や穀物の汚染が問題となります。
- カドミウムによる大規模な中毒事件としては、富山県神通川下流域で発生した**イタイイタイ病**が有名です。1955年に原因不明の奇病として報告されましたが、神通川上流の亜鉛精錬所から排出された鉱廃水中に含まれていたカドミウムが原因であることがわかりました。
- 日本人のカドミウム摂取にもっとも大きく関係している米（玄米および精米）については、カドミウム濃度0.4ppm以下という基準が設けられています。

ヒ素（As）

　ヒ素は農薬や殺鼠剤として使用されるほか、金属の不純物として含まれています。1955年のヒ素ミルク中毒事件は、原料乳に不純物として混入したヒ素が原因で起こりました。

- 一方、ヒ素は毒物の代表とされており、ナポレオンはヒ素で毒殺されたという説もあり、1998年に発生した和歌山毒物カレー事件でもヒ素が使用されました。
- ヒジキなどのヒ素濃度は高いのですが、調理により低減されます。

鉛(Pb)

- 鉛は、機械用器具、ハンダ、無機顔料などに幅広く使われています。また不純成分としても含まれています。
- 身体への蓄積性が高く、非常に微量でも連続して摂取すると慢性中毒を起こすことがあります。典型的な症状は重度の貧血(鉛貧血)です。

銅(Cu)

- 銅は調理器具、電線、農薬などに広く利用されています。
- 食品にもともと含まれている銅による中毒例はありませんが、炭酸飲料など酸性度の高い飲み物や食べ物を金属製の容器に入れると銅が溶け出し、頭痛、めまい、吐き気などの症状を起こすことがあります。
- 銅製の調理器具や食品容器の表面には、緑青と呼ばれる緑青色の錆ができることがありますが、緑青の毒性は非常に弱いため健康影響はないと考えられます。

スズ(Sn)

- 缶詰、特に野菜や果物の缶詰の場合、缶のメッキに用いられているスズが溶出するため、スズ含量が高くなることが知られています。
- スズが食品中に溶出すると、おう吐、吐き気、腹痛といった胃腸障害を起こすことがあり、現在は、スズの溶出を押さえるために、缶内面を樹脂でコーティングした塗装缶が一般に使用されています。

Ⅱ-30 器具・容器包装の素材と衛生

- **器具・容器包装**は、食品やその原料を加熱調理して殺菌したり、腐敗を抑えたり、密閉または密封することで、害虫や微生物などの異物の侵入を防ぎ、湿気を遮断することにより微生物の繁殖を抑えるなど、食品の衛生性向上に役立っています。

- 一方、器具・容器包装自体の衛生性に問題があれば直接接触している食品を容易に汚染することになります。

- 器具・容器包装は食品に直接触れることで、有害成分が食品に移行し、それを摂食することで間接的に人の健康を害するおそれがあります。

- そのため食品衛生法において、有毒または有害な物質を含んでいることにより、食品に有害な影響を与える器具・容器包装は販売、製造、輸入または使用してはならないと定められています。

- 2018年6月に食品衛生法が改正され、器具・容器包装の製造や加工に使用できる物質に対する**ポジティブリスト制度**が2020年6月から導入されました。

- ポジティブリスト制度では、国が安全性を評価し、使用を認めた物質以外は原則使用禁止となります。

表Ⅱ-30-1 ▶ **器具・容器包装**

器具 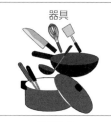	飲食器、割ぽう具その他食品又は添加物の採取、製造、加工、調理、貯蔵、運搬、陳列、授受又は摂取に使うもので、かつ、食品又は添加物に直接接触するもの。 食器、鍋や包丁、まな板、食品の製造・加工用の機械など。
容器包装 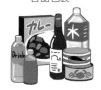	食品又は添加物を入れ、又は包んでいる物で、食品又は添加物を授受する場合そのままで引き渡すもの。 缶、ビン、ペットボトルやレトルトパウチなど。

器具・容器包装の規格基準

● 器具・容器包装の主な素材は合成樹脂、ゴム、金属、ガラス、陶磁器、ホウロウです。

● 器具・容器包装には原料物質や添加剤、不純物など様々な化学物質が残存する可能性があり、これらが器具・容器包装から溶出し、食品に移行することにより衛生上問題となることがあるため規格基準が定められています。

● 規格基準では**材質試験**による化学物質の含有量と**溶出試験**による素材から溶け出す溶出量を制限しています。

表Ⅱ-30-2 ▶ 器具・容器包装の規格基準例

製品の素材		規格基準例
金属製		食品接触部分に使用するメッキ用スズの鉛含有量が 0.1％以下
ガラス製・陶磁器製・ホウロウ引き		鉛とカドミウムの溶出量規制
合成樹脂	ポリ塩化ビニル製	油脂又は脂肪性食品に接触する容器包装へのフタル酸ビス（2-エチルヘキシル）*の使用禁止
	ポリカーボネート製	ビスフェノール A *の溶出量規制
	フェノール樹脂、メラミン樹脂等	ホルムアルデヒドが陰性であること

＊「内分泌撹乱化学物質」
　わが国では1998年に、内分泌撹乱作用を有することが疑われる化学物質として、有機スズ化合物、有機塩素系農薬、PCB、ダイオキシン類、ビスフェノールA、フタル酸エステル類などの67物質群がリスト化されました。その後の研究で、リスト化された多くの物質は哺乳類に対しては有意なホルモン様作用を示さないことがわかったため、2003年にリストは削除されましたが、各種化学物質の内分泌撹乱作用に関する研究は継続しています。

II-31 カビ毒

特徴・性質

● カビ毒産生菌は主に土壌に常在している菌で、農作物を汚染し、カビ毒を産生することがあります。

● カビの二次代謝産物で急性あるいは慢性毒性を示す物質を**カビ毒（マイコトキシン）**といいます。

アフラトキシン

● **アフラトキシン**を産生するカビ（アスペルギルス・フラバスなど）は熱帯〜亜熱帯地域の土壌に生息しています。

● 飼料用ピーナッツを汚染していたカビが産生する毒成分（アフラトキシン）が原因で、英国で10万羽以上の七面鳥のヒナが突然へい死するという事件が発生しました。

● アフラトキシンで問題になるのは急性毒性だけでなく、発がん性で、天然物の中で最強の肝発がん物質といわれています。

● アフラトキシンは、耐熱性で270 〜 280℃以上に加熱しないと分解されないことが知られているので、通常の加熱調理では毒性は失われません。

● アフラトキシン汚染の監視対象は主として輸入食品であり、ナッツ類や香辛料などから基準値を越えるアフラトキシンが時々検出されます。

デオキシニバレノール

● 主にフザリウム属（アカカビ）の一部のカビが生産するカビ毒で、とうもろこしや麦類での汚染が世界的に問題となっています。

● わが国では1940年〜 1950年代にかけて、赤カビ病に感染した穀類がデオキシニバレノールを含むカビ毒に汚染され、これらの穀類の摂食に起因する食中毒事故が複数報告されています。

● 急性毒性としては、嘔吐、消化管、リンパ組織への障害、慢性毒性としては、

体重減少などが知られています。

パツリン

- ペニシリウム属やアスペルギルス属のカビが産生する毒素です。抗生物質として注目されていましたが、毒性が高いことが判明しました。
- 市販のリンゴジュースや国産・外国産を問わず原料果汁から検出されることがあります。
- 子供は体重に比較してリンゴジュースの摂取量が極めて多いことから、子供の健康保護の観点から重要とされています。

表Ⅱ-31 ▶ 主なカビ毒と規制基準

関連食品	カビ類	カビ毒	規制
ナッツ類・香辛料	アスペルギルス・フラバス	アフラトキシン	総アフラトキシンに対する基準値（10μg/kg）
麦類・豆類	フザリウム・グラミネアラム	デオキシニバレノール	小麦に対する基準値（1.0mg/kg）
傷ついたりんご	ペニシリウム・パツラム	パツリン	りんご果汁に対する基準値（50μg/kg）
穀類・豆類	アスペルギルス・オクラセウス	オクラトキシン	規制なし

Ⅱ-32 異物と害虫

異物混入とは

- 食品の異物混入とは、本来その食品中にあるべきでないものが含まれていることをいいます。金属片、ガラス片、石などの硬いものは、消費者にケガを負わせる危険な異物となります。
- 異物には、**鉱物性異物**（石・土・砂、ガラス片、金属片、プラスチック片など）、**植物性異物**（植物片、種子、木片、紙片、糸くず、布など）、**動物性異物**（昆虫やダニとその卵、羽、毛、ネズミのふん、卵殻、貝殻など）の他、カビや異臭などがあります。
- 昆虫、毛髪などは、ただちに健康障害に直結はしないものの、消費者に不快な気持ちを抱かせるため、状況によっては食品事業者の判断により、**自主回収報告制度**によって、行政機関に届出を行い、回収します。

異物混入の予防

- 異物混入の要因は、原料に由来するもの、工場や敷地、設備に由来するもの、従業者自身によるものに加えて、意図的に持ち込まれるものなどに分けられます。
- 主な異物混入の原因とその予防措置を表Ⅱ-32-1に示しますが、異物混入予防の基本は、工場内での5S（整理、整頓、清掃、清潔、習慣づけ）がもっとも大切です。

衛生害虫・衛生動物

- ウイルスや細菌、寄生虫を運んでヒトに病気を感染させる虫のことを衛生害虫といい、ヒトの衛生に害を与える動物を**衛生動物**といいます。主な衛生害虫・衛生動物とその予防対策を表Ⅱ-32-2に示します。

表Ⅱ-32-1 ▶ 主な異物混入の原因と予防措置

異物	原因	予防措置
動物毛、小骨片、石、砂、枝、昆虫、殻、ゴム、ビニールなど	原料から	• 原料製品規格の確認 • ふるいによる除去 • 目視による検知・除去
ねじ、ボルト	機械からの離脱	• 製造機械・機械器具の保守点検 • マグネット、金属探知機の使用
ガラス片	容器の破損	• 作業場所から離して保管 • 破損時の飛散防止措置
指輪、筆記具など	従業員の過失	• 衛生教育の徹底 • 不要な携帯物品を持ち込まない
クリップ、ホチキス、カッターナイフの刃	記録中や使用中の紛失	• 工場内での不使用 • 使用後の確認
毛髪	作業員から	• 工場入場前のブラッシング • ヘアキャップ、帽子の着用

表Ⅱ-32-2 ▶ 主な衛生害虫・衛生動物と予防対策

虫・動物	予防対策
ハエ	• 発生源となるゴミ捨て場、堆肥置場の衛生状態の確認 • 窓・出入口、排気換気設備への網戸などの防護設備の設置 • 湿気、ゴミやちりがたまりやすい場所の確認 • 原材料の管理状態の確認
ゴキブリ	• 発生源を見つけ、残効性のある殺虫剤や粘着トラップにより駆除 • 家屋内を整理・整頓し隠れ家をなくす • 餌となる食品の始末などを徹底し、清潔に保つ
ネズミ	• 食品の保管場所の管理と残飯の処理を徹底 • 餌源を絶ち、下水、ゴミ留めなどの清掃、家屋内の整理整頓 • 侵入口や通路のしゃ断、巣の除去など

Ⅱ-33 異物混入の発生と対応

- 異物混入の**異物**とは実際に何が該当するのでしょうか。日本と海外の主な国や地域における異物の基準を表Ⅱ-33に示します。
- また、図Ⅱ-33-1は、1991年度から2019年度までに東京都に異物として申告されたものの内訳です。

表Ⅱ-33 ▶ 異物混入(特に金属など)に関する各国の基準やとらえ方

地域	異物に関する基準
日本	食品衛生法第6条第4号に「不潔、異物の混入又は添加その他の事由により、人の健康を損なうおそれがあるもの」の販売等を禁止とあるが、種類や大きさなどの具体的な記述はない。
EU	一般食品法規則178のガイドラインに、食品異物混入に関する説明を記載しているが、食品異物混入基準は明記されていない。
米国	FDAが食品中に硬く鋭利な異物が含まれていたケース190件の評価を実施し、「最大寸法7mm以下の異物は外傷・重傷の原因にはほとんどならない」と結論づけている(特別リスクグループを除く)。
韓国	「長さ2.0mm以上の異物が検出されてはならない」という一部の食品(液体など)に対する設定が、一つの基準になっている。

図Ⅱ-33-1 ▶ 東京都に異物として申告されたものの内訳(1991 〜 2019年度累計)

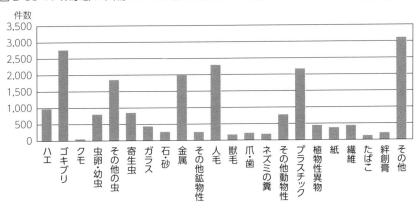

● 異物混入の苦情の発生から具体的な再発防止対策までの**苦情対応フロー**の一例を図Ⅱ-33-2に示します。

図Ⅱ-33-2 ▶苦情対応のフロー

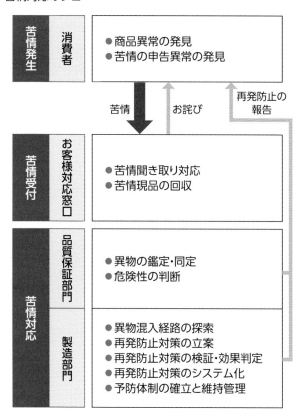

（注）
自主回収するような場合には、保健所等への報告、マスコミへの対応を行う。

II-34 食物アレルギーの発生状況

原因食品

● 食物アレルギーの食品ごとの発生割合は、鶏卵がもっとも多く、次いで牛乳が多いことは変わりませんが、近年は小麦に代わって木の実類の割合が増えてきています。

図II-34 ▶ 全年齢におけるアレルギー原因食物（上位5品目）

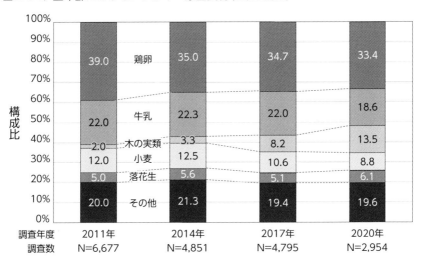

出典：消費者庁「食物アレルギーに関連する食品表示に関する調査研究事業報告書」より作成

● 原因食物は年齢によってかなり違います。以前は、6歳までは鶏卵、牛乳、小麦が上位3品目を占めていましたが、2017年および2020年の調査では、木の実類での発生事例が増えています。鶏卵の割合は年齢とともに低下傾向が見られます。
● 上位3品目の全体に占める割合は、0歳群では96.2％を占めますが、18歳以上群では49.2％となり、加齢に伴う原因食品の多様化が見られます。

表Ⅱ-34 ▶ 年齢別原因食品

	0歳 (1,876)	1・2歳 (1,435)	3～6歳 (1,525)	7～17歳 (906)	≧18歳 (338)
1	鶏卵 60.6%	鶏卵 36.3%	木の実類 27.8%	牛乳 16.9%	小麦 22.5%
2	牛乳 24.8%	牛乳 17.6%	牛乳 16.0%	木の実類 16.8%	甲殻類 16.9%
3	小麦 10.8%	木の実類 15.4%	鶏卵 14.7%	鶏卵 14.5%	果実類 9.8%
4		魚卵 8.2%	落花生 12.0%	甲殻類 10.2%	魚類 7.7%
5		落花生 6.6%	魚卵 10.3%	落花生 9.1%	木の実類 5.9%
6		小麦 5.8%	小麦 6.7%	果実類 7.8%	牛乳 5.0%
7				小麦 7.6%	
小計	96.2%	89.8%	87.5%	82.8%	67.8%

※各年齢群で5%以上を占める原因食物を示した。また、小計は各年齢群で表記されている上位食物
の頻度の集計である。(粗集計)
資料:消費者庁「令和3年度食物アレルギーに関連する食品表示に関する調査研究事業報告書」

アレルゲンとは

- アレルギーを起こす原因となる物質(アレルギー誘発物質)を**アレルゲン**と呼んでいます。食品には様々なタンパク質が含まれており、アレルゲンもその一部です。
- 食物アレルギーは、アレルゲンの性質によって発症する条件が異なり、加工方法や加熱調理などの食べ方による影響を受けます。
- また、ヒトの体内ではごく微量でもアレルゲンと認識されることや、ヒトによりアレルゲンと認識する種類が異なることから、アレルゲンの特定は難しいのが一般的です。

II-35 食物アレルギーが起きる仕組み

食物アレルギーとは

- 私たちの体には、有害な細菌やウイルスなどの病原体から体を守る**免疫**という働きがあります。
- 通常、食べ物は異物として認識しないようにする仕組みが働き、免疫反応をおこさずに栄養として吸収することができます。
- 食物アレルギーはこの免疫が本来無害なはずの食べ物に対して、過敏に反応してしまうようになった状態のことです。
- 免疫反応を調整する仕組みに問題があると、食べ物を異物として認識してしまい、それによって起こるアレルギー反応が**食物アレルギー**です。

食物アレルギーが起きる仕組み

- 体の中にアレルギーの原因となる物質(アレルゲン)が入ると、それを排除しようとして、免疫細胞の指令によって**免疫グロブリンE(IgE)**という物質(免疫グロブリンというたんぱく質の一種)が血液中に作られます。
- 免疫系には、血液中の5種類の免疫グロブリンが大きな役割を果たしており、食物アレルギーのほとんどはIgE抗体が関係します。
- IgE抗体は皮膚や粘膜(目、鼻、腸、気管支など)に存在する**マスト細胞**とくっついた状態でアレルゲン侵入に備えます。
- アレルゲンが体内に入るとIgE抗体がこれをとらえ、同時にマスト細胞からヒスタミン、ロイコトリエンなどの物質が放出されます。
- これが、かゆみや鼻づまり、息苦しさ、炎症などさまざまなアレルギー症状を起こさせるもとになります。
- 異物として認識された食べ物成分(アレルゲン)を排除するために、アレルギー反応が起こり、また、腸から吸収されたアレルゲンが血液にのって全身に運ばれるため、眼・鼻・のど・肺・皮膚・腸などでさまざまな症状が現れます。

● 全身性症状は**アナフィラキシーショック**[注]といわれます。食物アレルギーは食後おおむね1時間以内に症状が現れます（即時型）。

(注) ───────────────────────────────

アナフィラキシーとは、アレルゲン等の侵入により、複数臓器に全身性にアレルギー症状が引き起こされ、生命に危機を与えうる過敏反応とされています。アナフィラキシーに血圧低下や意識障害を伴う場合を、アナフィラキシーショックといいます。

● 食物アレルギーの場合は、アレルギー誘発物質（アレルゲン）が腸管から吸収されるという特徴がありますが、体内に入った後のできごとは花粉症やダニアレルギーなどの一般のアレルギーと基本的に同じです。

● 食物アレルギーは、健康の維持に必須である食物が原因になるだけでなく、重篤な場合は死亡することがあるという点で、花粉症やダニアレルギーなどの他のアレルギー疾患より問題は深刻です。

図Ⅱ-35 ▶ 食物アレルギーが起きる仕組み

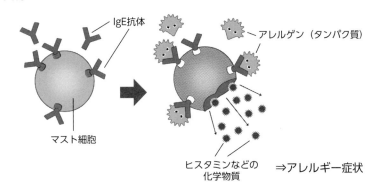

II-36 アレルゲンになりやすいタンパク質

アレルゲンになりやすいタンパク質

- 食品には様々なタンパク質が含まれていますが、アレルゲンになるのはその一部です。
- 食物アレルゲンは腸管から吸収されて体内に入りますが、腸管から吸収されるタンパク質の分子量は10万程度までと考えられています。
- 分子量の他、アレルゲンは加熱に対して安定であること、消化酵素に対して高い抵抗性を示すことがほぼ共通した性質として挙げられます。
- 加熱調理によってもアレルゲンの性質を保持していますし、消化酵素に分解されないで腸管から吸収されるので、感作・発症につながりやすいといえます。
- アレルギー原因食品とその主要アレルゲンの例を表II-36に示します。

表II-36 ▶ アレルギー原因食品とその主要アレルゲンの例

食品	主なアレルゲン	食品	主なアレルゲン
鶏卵 (卵白)	オボムコイド オボアルブミン	小麦	α-アミラーゼインヒビター (0.53、CM3) α-グリアジン
牛乳	αs1-カゼイン β-ラクトグロブリン	ピーナッツ	Ara h 1 Ara h 2

食物アレルギーの発生事例

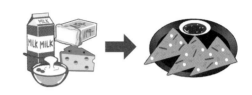

小学校での誤食事故（乳製品）

小学校の給食で、食後に食物ア
レルギーの死亡事故が発生しま
した。

　この日、給食ではチーズが入っているチジミ（普通食）が提供され、乳製品に
アレルギーのあるこの女児には、チーズを抜いた除去食が別に提供されました。

　この女児がおかわりを求めた際に担任教諭は食べられない食材が記入された
一覧表を確認しないままに、女児にチーズ入りチジミを渡しました。

　食後に女児から気分が悪い旨の訴えがあり、症状が悪化したため救急車で病
院に搬送されましたが、女児は心肺停止による死亡が確認されました。

【解説】

　この事例の原因は、食物アレルギーによる**アナフィラキシーショック**である
とみられました。アナフィラキシーは、発症後、極めて短時間のうちに見られ
る全身性かつ重度のアレルギーのことであり、ほんの僅かなアレルゲンによっ
て引き起こされます。

　重篤な場合は、血圧の低下や意識障害などのショック症状が起こり、これを
アナフィラキシーショックと呼び、直ちに対応しないと生命の危険につながり
ます。

● 給食食材中のアレルゲンについての担当者間の情報共有とともに、提供時
　の誤配食防止のための具体策が重要です。

● 発症後、極めて短時間のうちに全身性かつ重度のアレルギー症状（アナフィ
　ラキシー）を起こすことがあり、事前に緊急時の対応方法を整備することが
　重要です。

II-37 アレルギーを起こすおそれがある食品の表示

加工食品の表示制度

- ごくわずかのアレルゲン含有量であってもアレルギーを誘発する可能性があることから、適切に情報提供をするため、アレルギーを起こすおそれがある原材料を含む**加工食品の表示制度**ができました。
- 重篤度・症例数の多い品目は、**特定原材料**(8品目)として内閣府令で表示を義務付けています。
- 症例数が少ない、または重篤な例が少なく、科学的知見が必ずしも十分ではないものの、過去に一定の頻度で食物アレルギーによる健康被害が見られた品目は、**特定原材料に準ずるもの**(20品目)として、通知により表示を推奨しています。

表II-37 ▶ アレルギーを起こすおそれのある原材料(2023年8月現在)

表示	原材料
義務化 (特定原材料)	えび、かに、くるみ、卵、乳・乳製品(チーズやバターも含む)、小麦、そば、落花生
奨励 (特定原材料に準ずるもの)	あわび、いか、いくら、オレンジ、カシューナッツ、キウイフルーツ、牛肉、ゴマ、さけ、さば、大豆、鶏肉、バナナ、豚肉、まつたけ、もも、やまいも、りんご、ゼラチン(牛・豚由来が多いが、別途表示する)、アーモンド

※食物アレルギー表示制度の表示義務品目に「カシューナッツ」を追加することを準備中。

表示方法

● アレルギー表示の対象範囲は、容器包装された加工食品および添加物です。

● 対面販売や店頭での量り売りなどの包装されていない食品、飲食店などで提供される食品は、食品表示基準の対象外ですが、健康被害防止のために、自主的に情報提供するお店が増えています。

● 特定原材料等の表示については、特定原材料等であることが理解できる代替表記が認められています。例えば「卵」の場合、「玉子」、「タマゴ」「エッグ」などの表記は代替表記として認められています。

● 「入っているかもしれません」といった可能性表示は認められていません。

● 同一製造ラインを使用することや原材料の採取方法などにより、ある特定原材料等が意図せず混入（コンタミネーション）することが想定できる場合には、注意喚起をすることが奨励されています。

● 消費者庁は、「○○（特定原材料等の名称）を使用した設備で製造しています。」「本製品で使用しているしらすは、かに（特定原材料等の名称）が混ざる漁法で採取しています。」などを注意喚起の例として示しています。

● 表示方法には、「個別表示」と「一括表示」の2種類があります。

図Ⅱ-37-1 ▶ 個別表示の例

> 原材料名：じゃがいも（国産）、にんじん、ハム（卵・豚肉を含む）、マヨネーズ（卵・大豆を含む）、たんぱく加水分解物（牛肉・さけ・さば・ゼラチンを含む）／調味料（アミノ酸等）

図Ⅱ-37-2 ▶ 一括表示の例

> 原材料名：じゃがいも（国産）、にんじん、ハム、マヨネーズ、たんぱく加水分解物／調味料（アミノ酸等）、（一部に卵・豚肉・大豆・牛肉・さけ・さば・ゼラチンを含む）

Ⅱ-38 放射性物質

放射性物質とは

　放射能をもつ物質のことを**放射性物質**と呼びます。懐中電灯で例えると、光が放射線、光を出す能力が放射能、懐中電灯が放射性物質にあたります。

図Ⅱ-38 ▶ 放射性物質と放射能

光を出す能力　　　　　　　　　　　　放射線を出す能力＝放射能

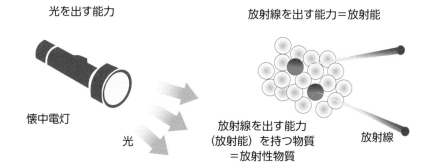

懐中電灯　　　　　　　　　　　　放射線を出す能力
　　　　　　　光　　　　　　　（放射能）を持つ物質　　　放射線
　　　　　　　　　　　　　　　　＝放射性物質

資料：食品安全委員会『ビジュアル版「食品の安全性に関する用語集（改訂版）」』

食品中の放射性物質の基準

- **カリウム40**は、自然界に存在する放射性元素で、食品を通した内部被ばくのほとんどを占めますが、生命誕生以前から存在するもので、食品の安全性に影響を及ぼすとは考えられていません。
- 2011年に東日本大震災が発生し原子力発電所から多量の放射性物質が放出されました。暫定的な食品中のリスク管理を経て、食品中の放射性物質の基準値が定められました。
- 食品の安全を確保する観点からは、食品中の**放射性セシウム**の基準値を守ることが重要です。

放射性セシウムの基準値

- 2012年4月より施行された食品中の放射性セシウムの基準値は表Ⅱ-38のとおりです。
- 特別な配慮が必要な「飲料水」「乳児用食品」「牛乳」は区別し、それ以外の食品は、個人の食習慣の違い（飲食する食品の偏り）の影響を最小限にするため、一括して「一般食品」として区分しています。
- 加工食品などについては、原材料だけでなく、製造・加工された状態でも一般食品の基準値を満たす必要があります。
- 農業生産では、リスクの考え方に基づき、汚染された地区での栽培が制限されており、基準を上回る農産物が流通することはありません。

表Ⅱ-38 ▶ 食品中の放射性セシウムの基準値（単位：Bq/kg）

食品群	飲料水	牛乳	乳児用食品	一般食品
基準値	10	50	50	100

ベクレル（Bq）とシーベルト（Sv）の違い

- 「放射能」とは、放射線をある決まった時間内に放出する能力のことであり、その強さはベクレル（Bq）で示されます。
- 食品中の放射性物質の基準値は、食品1kgにおける放射線を放出する能力（Bq）の有無によって判断されます。
- 放射線を浴びたときの人体への影響度を数値化した単位をシーベルト（Sv）といいます。
- 放射線を浴びることを被ばくと呼び、放射線源が体内にあれば内部被ばく、外部にあれば外部被ばくと呼びます。安全かどうかは、体内の細胞が傷つく度合いを表す放射線の量（Sv）によります。

II-39 BSE(牛海綿状脳症)

BSEとは

- BSEは、1990年頃から英国で増え始め、2001年には欧州で1000頭を超える牛の感染が確認されました。
- その約半数は英国での発生で、BSE感染牛を原料とした肉骨粉などの飼料を牛に与えたことが原因と考えられています。
- 食中毒原因菌やウイルスのような感染症とは異なり、**異常プリオン**という異常タンパク質によって伝達される疾患であると考えられています。
- BSE対策の徹底により、わが国では2009年1月に生まれた牛を最後に、国内で生まれた牛での発生報告はありません。

特定危険部位

- BSEの病原体である異常プリオンは、99%以上が牛の脳、せき髄、小腸の一部などに蓄積し、この部位を**特定危険部位(SRM)**と呼び、食品として利用することが法律で禁止されている牛の部位のことです。

牛トレーサビリティ制度

- 2003年に国内肥育牛を対象とした牛個体識別情報伝達制度(**牛トレーサビリティ制度**)ができ、消費者が店頭で購入する牛肉について、個体識別番号から、生年月日、性別、種別、出生地、異動内容などを知ることができるようになりました。
- 国際獣疫事務局(OIE)は、家畜を含む動物・水生動物の伝染病の衛生基準等を設定する国際機関であり、OIEにおいて、2013年にわが国は「無視できるBSEリスクの国」との認定がされました。

Ⅱ-40 鳥インフルエンザ

鳥インフルエンザとは

- 鳥インフルエンザは、インフルエンザウイルスによる鳥の感染症であり、そのうち、急性の経過をたどり、罹病率、致死率ともに高いものを高病原性鳥インフルエンザと呼んでいます。
- 家きんの肉または鶏卵を食べることにより、鳥インフルエンザがヒトに感染したとの報告はなく、ヒトへの感染は鳥との濃厚な接触により大量のウイルスが入った場合に限られており、重症化することもあります。

予防対策

- WHO（世界保健機関）によると、鳥インフルエンザウイルスは適切な加熱により死滅するとされており、一般的な方法として、食品の中心温度を70℃に達するよう加熱することが推奨されています。
- 鳥インフルエンザが発生した際に、「高病原性鳥インフルエンザ及び低病原性鳥インフルエンザに対する特定家畜伝染病防疫指針」に基づき、発生農場および周辺の消毒や当該農場の鶏の殺処分が行われます。

トピックス

豚熱が26年ぶりに発生

2018年9月に岐阜県で26年ぶりに豚熱の発生が確認され、被害が一気に広がりました。

豚やイノシシが感染する病気であり、強い伝染力と高い致死率が特徴ですが、ヒトに感染することはありません。豚熱はウイルスによる伝染病で、アジア、アフリカ、南米、欧州の多くの国に存在します。

食品安全委員会の見解によれば、仮に豚熱にかかった豚やいのししの肉等を食べても人体に影響はないとされています。

Ⅱ-41 地球環境問題と食品安全(トピックス)

地球環境の変化

　わが国では、自然環境の変化の象徴的な現象として、水産物の漁獲海域や農作物の栽培適地の変動が見られます。

　1937年からの2020年の世界の人口、大気中の二酸化炭素濃度、ならびに原始的な自然の残存率の変化を比較すると、世界の人口は国連の世界人口推計によれば23億人から78億人に増加し、マウナロア観測所の二酸化炭素濃度のデータは280ppmから415ppmに増えていますが、原始的な自然の残存率は66%から35%に減っているとのことです(デイヴィッド・アッテンボロー著(2022)『アッテンボロー 生命・地球・未来』、東洋経済新報社)。

　原始的な自然(原生的な自然)とは、人間活動の影響を受けていない自然の総称で、原生林や湿地、砂漠など多様な生態系が含まれます。現在では世界的にこれら原生的な自然は少なくなる一方であり、絶滅危惧種など生物多様性保全の観点からも、将来世代へ残すことが重要とされています。

わが国の食料自給率

　図Ⅱ-41は、農林水産省が発表している食料自給率の推移です。わが国では、食料自給率の減少傾向が続いています。

　食料自給率の低下を心配する国民も多く、政府は食料自給率を上昇させようとしていますが、早いもので、わが国の食料自給率が50%を下回ってから、30年が過ぎ去っています。

図Ⅱ-41 ▶ わが国の食料自給率の推移

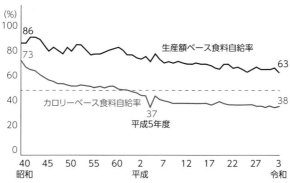

出典：農林水産省　https://www.maff.go.jp/j/zyukyu/zikyu_ritu/012.html

安全な食品の安定調達を

　人類は、従属栄養生物です。食料になる他の生物がいなければ、生きて行けません。有限な地球環境の中で食料の調達を行いながら、生態系を維持して行かなければなりません。

　わが国のフードチェーンは、地球全体に広がっています。食料の一次生産から食事までの全ての過程における科学的な理解と応用に取り組み、国際的なフードチェーンの発展に貢献する必要があります。

　表Ⅱ-41のように今後の食品の調達には不安な事項が山積しています。知恵を出し合って、健全なフードチェーンを次の世代に渡す努力を続けることが必要です。

表Ⅱ-41 ▶ 食料調達に影響を及ぼす状況

食料、飼料、真水が不足する懸念の払拭を！

①新興・再興感染症	②ウクライナ侵攻		A. 食品の国際貿易の不安定化？
③国際化 vs. 自国主義	④気候変動		B. 国際的な食品規格？
⑤プラスチックなどの拡散	⑥農地の減少・都市化	➡	C. 新技術応用食品等の増加？
⑦国際経済の急変	⑧情報拡散の迅速化		D. 食品価格の高騰？
			E. 食品偽装の増加？

安全な食料の
生産のために
使用されるもの

持続可能な食料生産という課題に対して、安全性を科学的視点で捉えることを学びます。

Ⅲ-1 食品添加物とは

食品添加物^(注)とは

- 食品添加物のもつ様々な機能は、安全で品質のよい食品を安定的に供給するために利用され、食品の腐敗防止、魅力の増加、味の向上、栄養価の維持および向上など、食品の有効性を向上することを目的に使用します（表Ⅲ-1-2）。
- オレンジジュース自体は食品ですが、着色のために特定の成分を抽出して使用すると着色料に分類されます。
- どの物質を食品添加物と呼ぶのかは、使用目的として食品添加物に該当するかどうかで決まります。

(注)
食品表示法では、「添加物」という用語で統一されている。

食品添加物の種類

- 食品衛生法で指定添加物、既存添加物、天然香料および一般飲食物添加物の4種類に分類されています。

表Ⅲ-1-1▶食品添加物の種類

指定添加物	厚生労働大臣が安全性と有効性を確認し、使用してよいと指定した添加物のことで、1995年に天然由来の添加物も指定制となり化学的合成品および天然物質の区別なく指定されています。（2023年7月26日改正までで475品目）
既存添加物	長年使用されていた実績があり、厚生労働大臣が認めたもので、「既存添加物名簿」に収載されています。（2020年2月26日改正までで357品目）
天然香料	イチゴ、ハチミツなど動植物から得られる着香を目的とした添加物のことで、「天然香料基原物質リスト」に収載されています。（約600品目例示）
一般飲食物添加物	「一般に食品として飲食に供されている物であって添加物として使用される品目リスト」に収載されています。（約100品目例示）

表Ⅲ-1-2 ▶ 食品添加物の用途と主な食品添加物

使用目的	添加物の分類	主な食品添加物
食品腐敗などの防止	酸化防止剤	ジブチルヒドロキシトルエン（BHT）、エリソルビン酸ナトリウム
	保存料	安息香酸ナトリウム、ソルビン酸カリウム
	防カビ剤	オルトフェニルフェノール、ジフェニル
食品の魅力の増加	光沢剤	カルナバロウ、ミツロウ
	香料	アセト酢酸エチル、エステル類
	着色料	食用赤色2号、食用黄色4号
	発色剤	亜硝酸ナトリウム、硝酸ナトリウム
	漂白剤	二酸化イオウ、亜硫酸ナトリウム
食品の味の向上	甘味料	アスパルテーム、サッカリンナトリウム
	苦味料	カフェイン、ニガキ抽出物など
	酸味料	クエン酸、乳酸など
	調味料	L-グルタミン酸ナトリウム、5-イノシン酸二ナトリウム
栄養価の維持及び向上	ビタミン類	アスコルビン酸、トコフェロール
	ミネラル類	亜鉛塩類、塩化カルシウム
食品の製造加工に必要なもの	イーストフード	塩化アンモニウム、炭酸カルシウム
	ガムベース	エステルガム、酢酸ビニル樹脂
	かんすい	炭酸ナトリウム、炭酸カリウム
	酵素	アガラーゼ、カタラーゼ
	増粘剤	アルギン酸ナトリウム、アラビアガム
	チューインガム軟化剤	グリセリン、プロピレングリコール
	豆腐用凝固剤	塩化マグネシウム、塩化カルシウム
	乳化剤	グリセリン脂肪酸エステル、植物レシチン
	pH調整剤	クエン酸、酒石酸、乳酸
	膨張剤	炭酸水素ナトリウム、焼きミョウバン
	その他	イオン交換樹脂、活性炭、シリコーン樹脂

III-2 食品添加物の安全性と規制

食品添加物の使用基準

- 食品添加物は、原則自由に使用することはできず、安全性と有効性が科学的に評価、確認されたものだけが使用を認められており、これを**ポジティブリスト制度**といいます。
- 食品添加物の摂取量が**一日摂取許容量（ADI）**を超えないように、使用対象食品や最大使用量などが決められます（Ⅰ-4参照）。
- 使用基準には、使用量または残存量を規定する**量的制限**と、使用できる食品を規定する**対象食品制限**の2種類があります。
- 輸入検疫で、わが国では許可されていない甘味料（サイクラミン酸）や酸化防止剤（TBHQ）の使用、あるいは保存料（ソルビン酸）の対象外食品への使用が見つかる場合があります。

表Ⅲ-2-1 ▶ 食品添加物の使用基準例

品名	量的制限	対象食品
安息香酸ナトリウム（保存料）	安息香酸として 2.5g/kg	キャビア
	安息香酸として 1.0g/kg	マーガリン
	安息香酸として 0.60g/kg	清涼飲料水、シロップ、しょう油
	安息香酸として 1.0g/kg	菓子製造に用いる果実ペーストおよび果汁（濃縮果汁含）
亜塩素酸ナトリウム（漂白剤）	最終食品の完成前に分解または除去	かんきつ類果皮（菓子製造に用いるものに限る）、さくらんぼ、ふき、ぶどう、もも

(2023年8月1日現在)

安全性と有効性の基準

● 安全性と有効性の両方が満たされる量とその使用方法を決めることが重要であり、安全性の評価結果に基づいて、有効性も考慮に入れ、使用基準を決めます。

表Ⅲ-2-2 ▶ 安全性と有効性の基準

安全性	食品添加物の安全性が、申請された使用方法において実証または確認されること。
有効性	食品添加物の使用が、次のいずれかに該当することが実証または確認されること。 ● 食品の栄養価を保持するもの。 ● 特定の食事を必要とする消費者のための食品の製造に必要な原料または成分を供給するもの。 ● 食品の品質を保持し、若しくは安定性を向上するもの、又は味覚、視覚等の感覚刺激特性を改善するもの。 ● 食品の製造、加工、調理、処理、包装、運搬又は貯蔵過程で補助的役割を果たすもの。

┌─ トピックス ─

毒か薬かは量による

「天然だから」とか「食経験があるから」ということで安全というわけではありません。パラケルススの格言（スイス／医化学の祖 1493-1541）を肝に銘じることが大切です。

『あらゆるものは毒であり、毒無きものなど存在しない。あるものを無毒とするのは、その服用量のみによってなのだ』

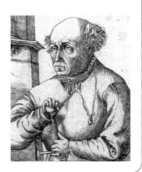

Ⅲ-3 食品添加物の表示

　食品に使用した添加物は、原則として、すべて表示しなくてはなりません。表示は、**物質名**で記載され、保存料、甘味料等の用途で使用したものについては、その用途名も併記しなければなりません。表示基準に合致しないものの販売等は禁止されています。なお、食品に残存しないもの等については、表示が免除されています。

ルールその1：物質名表示

- 食品添加物を使用した食品は、原材料表示の欄に、食品添加物以外の原料と区別して、原則、使用した全ての食品添加物の重量割合の多い順に物質名で記載します。
- 物質名は表Ⅲ-1-2の分類ごとに指定された名称に従って記載します。

ルールその2：簡略名表示

- 一般に広く知られた名称をもつ場合は、物質名の代わりにわかりやすい簡略名や類別名でも表示することができます。
  （例）炭酸水素ナトリウム→重曹
  　　 L-アスコルビン酸ナトリウム→アスコルビン酸Na、ビタミンC、V.C

ルールその3：用途名併記

- 食品添加物の主な用途である次の8用途に該当する場合には、物質名と用途名を併記する必要があります。
  「甘味料」、「着色料」、「保存料」、「増粘剤、安定剤、ゲル化剤または粘料」、「酸化防止剤」、「発色剤」、「漂白剤」、「防かび（防ばい）剤」の8種類
  （例）甘味料（キシリトール）、着色料（クチナシ色素）

ルールその4：一括名表示

● 表Ⅲ-3-1に示す14種の用途に限って、用途別に分類して物質名の代わりに種類を示す一括名で表示することができます。

(例)「クエン酸」→「酸味料」、「カフェイン」→「苦味料」

表Ⅲ-3-1 ▶ 一括名表示できる用途

使用目的	一括名表示できる用途
食品の魅力の増加	光沢剤、香料
食品の味の向上	苦味料、酸味料、調味料
食品の製造加工に必要なもの	イーストフード、ガムベース、かんすい、酵素、チューインガム軟化剤、豆腐用凝固剤、乳化剤、水素イオン濃度調整剤、膨張剤

ルールその5：表示の免除

使用した食品添加物は原則としてすべて表示することになっていますが、**加工助剤、キャリーオーバー又は栄養強化の目的で使用されるものは、食品添加物の表示が免除されます。**

表Ⅲ-3-2 ▶ 表示の免除

表示の免除例	免除される理由	食品添加物例
加工助剤	食品の加工工程で使用されるが、除去されたり、中和されたり、最終食品中にはほとんど残らないもの	活性炭、アセトン、水酸化ナトリウムなど
キャリーオーバー	原材料中に使用され、最終食品にも含まれるが、使用した食品には微量で効果がでないもの	せんべいに使用されるしょう油に使用された保存料など
栄養強化剤	ビタミンなど食品の常在成分は、諸外国では食品添加物とみなしていない場合も多いため	ビタミンC、亜鉛塩類、L-アスパラギン酸ナトリウムなど

Ⅲ-4 農薬の役割と使用目的

農薬の役割と使用目的

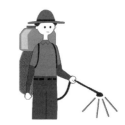

- わが国では、戦後の食料難の中で、食料増産の推進および不正・粗悪な農薬の排除を企図して、1948年(昭和23年)に農薬取締法が制定されました。
- 農薬には、次のような働きがあります。
  - 殺虫剤や殺菌剤、天敵や誘引剤のように農作物にとって有害な昆虫類や菌等に対して働きかけるもの
  - 除草剤のように作物と競合関係になるような外的な要因に働きかけるもの
  - 植物成長調整剤のように作物の成長を増進または抑制するもの
- 農薬は、**化学農薬**と**生物農薬**に大別されます(表Ⅲ-4)。

表Ⅲ-4 ▶ 農薬の用途別分類

	分類	用途
化学農薬	殺虫剤、殺ダニ剤、殺線虫剤、殺菌剤、殺虫殺菌剤	農作物に有害な昆虫類、ダニ類、病原菌等を防除する
	除草剤	雑草類を防除する
	殺そ剤	農作物に有害なネズミ類を駆除する
	植物成長調整剤	農作物の生理機能を増進または抑制する
	展着剤	薬剤が害虫の体や作物の表面に付着しやすくする
生物農薬	天敵	農作物に有害な昆虫類や病原菌の天敵
	誘引剤	昆虫類を性フェロモンにより一定の場所に引き寄せる

(注)

フェロモンは化学物質ですが、本書では生物農薬に分類しています。

化学農薬

● ヒトへの健康被害の点で過去に大きな話題になったのは、DDT、BHC、ドリン系農薬などの有機塩素系農薬です。

● これらの農薬は、環境中で分解されにくいだけでなく、生体に取り込まれると脂肪組織に蓄積しやすい傾向があるため、1970年代に、わが国や欧米諸国では使用中止になりましたが、環境汚染問題は今日でも続いています。

● 収穫後の農作物の貯蔵や輸送の際に、防かび剤や殺菌剤として使用される農薬を**ポストハーベスト農薬**といい、わが国では使用が禁止されています。

● わが国では、ポストハーベスト農薬の使用は禁止されていますが、食品添加物（防カビ剤）として使用が認められているものがあります。

生物農薬

● 生物農薬のうち天敵とは、農作物に有害な昆虫類などを捕食、寄生などにより殺す生物です。利用される生物は、天敵昆虫（テントウムシやハナカメムシなどの捕食性昆虫、オンシツツヤコバチなどの寄生性昆虫）と天敵線虫（昆虫寄生性線虫）です。

● もう一つの生物農薬は微生物剤（細菌、ウイルスなど）で、農作物に有害な昆虫や病原菌の防除などに使われています。

● 生物農薬も生態系の一部に影響を与えるという心配がありますが、ヒトの健康影響や環境汚染という点においては化学農薬よりはるかに優れています。ただし、生物農薬は高価である、長期保存が難しい、効果は環境条件に左右されやすい、効果を示す範囲は限られるなどの欠点もあります。

Ⅲ-5 農薬の安全性と規制

農薬の使用基準

- 農薬は、使い方を誤るとヒトにも作物にも悪影響を与えるため、**農薬取締法**により**使用基準**が決められています（表Ⅲ-5）。
- 使用量や使用回数が少ないことが、より安全と思いがちですが、それだけでは安全性は判断できません。希釈倍率（倍率が大きい程、農薬の成分の濃度が低い）や使用時期など、安全性に影響する要因を総合的に判断して、安全に使えるように使用基準が決められています。
- 農作物の生産段階では農薬が使用基準どおりに使われたことを後で説明できるように記録をつけます。
- 農薬の使用にあたっては、使用する人の安全、周辺環境への安全も考慮し、農薬を散布する際に周辺の田畑や水源、他の作物に飛散しないように注意することが必要です。

表Ⅲ-5 ▶農薬の使用基準

対象作物	農薬毎に使用できる作物が決まっています。同じ農薬でも使用する作物によって使用基準が異なります。
希釈倍数	使用時の希釈倍率です。例：1000 〜 1500 倍
使用量	単位面積（1 アール＝ 100m^2）当りの使用液量
使用時期	使用できる収穫前日数
総使用回数	作物の栽培準備段階から収穫までに同じ有効成分が含まれる農薬を使用できる総回数

農薬の残留基準

- 食品に残留する農薬等は、食品と共に摂取されるため、**食品衛生法**に基づいて残留基準値が定められ、これを超える食品は市場に流通しないように規制されています。

- 農薬の**残留基準**は、わが国における各食品の摂取量を調査し、残留基準を設定した場合の農薬の摂取量を推定し、**一日摂取許容量（ADI）**（Ⅰ-4参照）や短期的に農薬等を経口摂取した場合を想定した**急性参照用量（ARfD）**を超えないことを確認します。
  - 各農薬の長期的な平均摂取量を推定し、ADIの80％を超えないことを確認した上で、基準値を設定
  - 各農薬の短期的な最大摂取量を推定し、ARfDを超えないことを確認した上で、基準値を設定
- **ポジティブリスト制度**とは、全ての農薬等（農薬、動物用医薬品および飼料添加物）について、残留基準を設定し、これを超えた食品の販売等を原則禁止するもので、2006年5月に施行されました。
- ポジティブリスト制度では、残留基準が設定されていない農薬についても、ある一定量を超えたら規制対象となります。

図Ⅲ-5 ▶ 農薬等のポジティブリスト制度の概要（2023年7月26日現在）

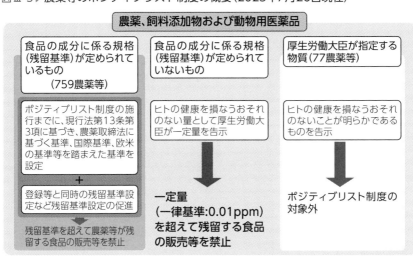

出典：「食品に残留する農薬等に関する新しい制度（ポジティブリスト制度）について」（厚生労働省パンフレット）を一部改変

Ⅲ-6 動物用医薬品、飼料添加物の規制

動物用医薬品、飼料添加物とは

　動物用医薬品や飼料添加物は畜水産動物の健康や安全性の確保、品質の確保、安定した飼育確保のために使用しますが、同時に、

- 畜水産動物を介してヒトの体内に入った場合の影響
- 畜水産動物の排泄物による土壌や水質などの環境への影響

も考慮しなければなりません。

動物用医薬品

- 動物用医薬品は、寄生虫駆除剤、抗生物質などがあり、動物治療のために独自に開発されたものとヒト用医薬品から転用されたものがあります。
- 動物用医薬品の製造販売、製造業の許可、製造販売の承認、販売、使用の規制については**医薬品医療機器等法**(医薬品、医療機器等の品質、有効性及び安全性の確保等に関する法律)に定められており、製造販売については、国の承認を受けなければ行うことができません。

飼料添加物

- 飼料添加物は、飼料の品質低下の防止、飼料の栄養成分その他の有効成分の補給等のために使用します。
- 飼料添加物は**飼料安全法**(飼料の安全性の確保及び品質の改善に関する法律)によって、製造や表示、公定規格、輸入の届出等に関する規制が定められています。

動物用医薬品や飼料添加物のリスク評価

- 動物用医薬品や飼料添加物の安全性は、畜水産動物への安全性評価と同時に、ヒトへの影響や環境への影響も評価します。
  - 畜水産食品を介してヒトが摂取した場合の安全性（**毒性学的ADI**）
  - ヒトの腸内細菌への影響（**微生物学的ADI**）
  - 糞、堆肥を介した土壌や水など環境への評価

  などが審議されます。
- 毒性学的ADIと微生物学的ADIの低い方をADIとして設定します。薬剤や添加物の残留性や実際に私たちが食べている畜水産物の種類や部位の量をふまえて、ADIを超えないように残留基準値を設定し、残留基準値を超えないように使用基準を設定します。

図Ⅲ-6 ▶ 動物用医薬品、飼料添加物の役割とリスク評価

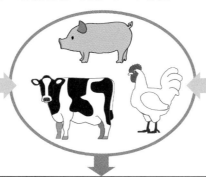

飼料添加物
飼料の品質低下の防止、飼料の栄養成分・有効成分の補給など

動物用医薬品
寄生虫駆除剤
抗生物質など

畜水産動物の健康・安全性の確保、品質の確保、安定した飼育確保

動物用医薬品・飼料添加物のリスク評価
毒性学的ADI、微生物学的ADI、環境への影響

Ⅲ-7 バイオテクノロジー応用食品

バイオテクノロジー応用食品とは

- 「遺伝子組換え技術」や「ゲノム編集技術」を用いた品種改良により作られた食品および食品添加物です。

遺伝子組換え技術とは

- 遺伝子組換え技術とは、ある生物の遺伝子を人為的に他の生物の染色体等に導入する技術のことです。
- 例えば、味の良い性質をもった作物に害虫に強い遺伝子を組み入れることにより、味が良くて害虫に強い作物を作りだす可能性があります。

遺伝子組換え食品の安全性

- 遺伝子組換え農作物の食品としての安全性は食品安全基本法、食品衛生法、野生動物への影響は**カルタヘナ法**に基づいて品種ごとに科学的に評価し、安全性を確認します。
- 遺伝子組換え食品の安全性評価は、遺伝子を導入する前の食品と同程度のリスクであれば容認できるという**実質的同等性**と呼ばれる概念に従って行われています。
- わが国で販売・流通が認められている遺伝子組換え食品等は 食品9品目、333品種、添加物80品目です (2023年7月4日現在、表Ⅲ-7参照)。
- 遺伝子組換えは、異なる生物間の遺伝子操作のため、従来の親から子へと受け継がれる縦の遺伝子継承と明らかに異なるため、遺伝子組換え食品はヒトや自然界への影響を審査した後に販売されます。
- 遺伝子組換え食品やその加工食品については、食品表示法に基づき、遺伝子組換え食品であることを表示することが義務付けられています。

表Ⅲ-7▶遺伝子組換え食品等とその性質例

食品	性質例
大豆	特定の除草剤で枯れない。特定の成分（オレイン酸など）を多く含む。
じゃがいも	害虫に強い。ウイルス病に強い。
なたね	特定の除草剤で枯れない。
とうもろこし	害虫に強い。特定の除草剤で枯れない。
わた	害虫に強い。特定の除草剤で枯れない。
てんさい（砂糖大根）	特定の除草剤で枯れない。
アルファルファ	特定の除草剤で枯れない。
パパイヤ	ウイルス病に強い。
からしな	特定の除草剤で枯れない。

世界の遺伝子組換え(GM)農作物の栽培面積

● 令和元（2019）年の世界の遺伝子組換え（GM）農作物の栽培面積は約1億9千万ヘクタール（日本の農地面積の約43倍）で、前年から1％減少となっています。また、主要な栽培作物は4品目で、ダイズ（48％）、トウモロコシ（32％）、ワタ（14％）及びセイヨウナタネ（5％）となっています（国際アグリバイオ事業団（ISAAA）『ISAAA報告書（令和元年）』）。

ゲノム編集技術とは

● ピンポイントで目的となる遺伝子の塩基配列を編集する技術で、自然界でも起こりうる変化であれば、届けと確認により販売できます。
● 自然界では起こりえない遺伝子組換えと判断されれば、遺伝子組換え食品としての審査が必要となります。

トピックス

ゲノム編集技術とゲノム編集技術応用食品

- 放射線の影響などにより自然界でもDNA（遺伝情報を保持している物質で、塩基、リン酸、糖で構成されている）の切断が起こることがあります。生物はDNAの修復機能を持っていますが、正しく修復されないと、DNAを構成する塩基の挿入、欠失や置換といった「変異」が起こります。

- 従来の品種改良（育種）では、変異の頻度を上げることで、多様な性質を持つ品種を作ってきました。ただ変異はランダムに起こりますので、求める性質を持つ品種を得るためには、多くの時間、試行錯誤が必要でした。

- 「ゲノム編集技術」では、特殊な酵素を用いることでDNAの特定部位（狙った場所）を、高い確率で特異的に切断することができます。その後、生物のDNA修復機構が働き、

  ①自然界においても起こり得る塩基の欠失、挿入、置換

  ②1～数塩基の狙った変異

  ③遺伝子などの長い配列の挿入や置換

  といったDNA配列の変化が起こります。この技術を用いて得られた食品および添加物が「ゲノム編集技術応用食品等」となります。

- 従来の育種では多くの意図しない変異が起こるため、都合の悪い性質は交配・選抜を繰り返すことで除いていますが、ゲノム編集技術応用食品においても、同様の交配・選抜により、「オフターゲット（ゲノム編集技術での意図しない変異）」を取り除くことが可能とされています。

図Ⅲ-7▶ゲノム編集技術

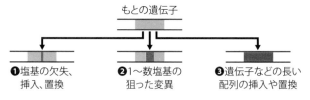

もとの遺伝子

❶塩基の欠失、挿入、置換　　❷1～数塩基の狙った変異　　❸遺伝子などの長い配列の挿入や置換

食の安全を守る
仕組みと制度

フードチェーン（原材料の一次生産から、消費に至るまで食品を調達する工程）全体で食の安全を守る仕組み、制度、法令の概要を学びます。

Ⅳ-1 フードチェーン全体での取組

フードチェーン対策

- 食品の原材料である動植物を育て、食品にするために調理加工し、食べるまでのつながりを**フードチェーン**と呼んでいます。図Ⅳ-1-1に食品に関する農場から食卓までのフードチェーンを簡略化して示しました。

- わが国の国内自給率の低下や嗜好の変化に伴い、フードチェーンは地球全体に広がっています。各国での食品安全基準の違いも考慮した、輸入食品・輸入原材料の安全確保が必要です。

- フードチェーン全体で食の安全を確保するために、コーデックス委員会の食品衛生の一般原則（**一般衛生管理**）、HACCP、**食品安全マネジメントシステム**、**食品トレーサビリティ（食品偽装対策も含む）**、**食品防御**などの考え方が導入されています（Ⅳ-2 ～Ⅳ-5参照）。

- そして、安全な食品を提供する上では、フードチェーンに関わるすべての人々の意識と行動が重要であり、「食品安全文化」の醸成が必要とされています。

図Ⅳ-1-1 ▶ フードチェーン

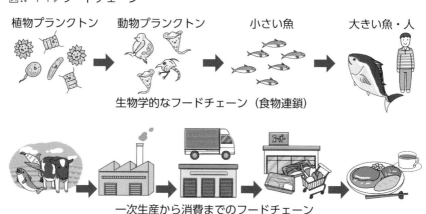

植物プランクトン　　動物プランクトン　　　小さい魚　　　大きい魚・人

生物学的なフードチェーン（食物連鎖）

一次生産から消費までのフードチェーン

食品トレーサビリティ

● 食品に関わる事業者が食品の入荷先や出荷先の記録等を残すこと等により、食品の生産から消費までの移動を把握できるようにする仕組みのことを**トレーサビリティ（追跡可能性）**といいます。

● 食品事故時の迅速で的確な回収と原因究明、再発防止に役立ち、流通経路の透明性や表示の信頼性を支えるものです。

● わが国では、牛トレーサビリティ法と米トレーサビリティ法が制定され、牛肉と米穀等のトレーサビリティが義務付けられています。

図Ⅳ-1-2 ▶ 食品トレーサビリティ

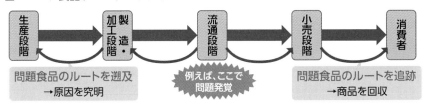

出典：農林水産省「食品トレーサビリティとは」

食品表示

● 食品表示は、消費者が商品を選択する際の重要な情報の一つであり、特に（小売業、外食産業）では、適正な食品表示は消費者の安全確保にとって極めて重要です。

● 食品表示法では、アレルゲン、消費期限、食品を安全に摂取するために加熱を要するかどうかなど、食品を摂取する際の安全性に重要な影響を及ぼす事項及びこれを表示する際に食品関連事業者等が遵守すべき事項を定めています。

● これら事項について表示に誤りがあった場合には、事業者が自主回収を行うこともあります。

● 食品の安全性を守るために、消費者の商品選択や調理については手順や基準はありません。家庭での表示の確認や適切な取扱いが食品の安全性を確保する上で重要です。

Ⅳ-2 食品の安全を守る仕組み

組織における食品の安全を守る3つの要素

- 食品の製造現場で食品の安全を守る仕組みは、**一般衛生管理**、**HACCP**、**食品安全マネジメントシステム**の3つの要素の組合せとして考えることができます。
- 組織の仕組みは、一般衛生管理→HACCP→食品安全マネジメントシステムというステップを経て、すべての食品の安全性を継続的に確保することを目的としています。

図Ⅳ-2 ▶組織における食品の安全を守る3つの要素

ステップ1 一般衛生管理	加熱、冷凍、手洗い…… 守るべきこと、現場のルール 手を洗いましょう
ステップ2 HACCP（ハザード制御）	原因となる危害要因： 微生物、寄生虫、化学物質、 食物アレルギー、異物混入…… 製造工程全体での安全管理 
ステップ3 食品安全マネジメントシステム	ISO22000など PDCAサイクルをベースとした トップマネジメント

食中毒予防の原則

- **食中毒予防の3原則**：食中毒を防ぐためには、細菌の場合は、細菌を食べ物に「つけない」、食べ物に付着した細菌を「増やさない」、食べ物や調理器具に付着した細菌を「やっつける」という3つのことが原則となります。
- **ウイルス対策の4原則**：ウイルスの場合は、食品中では増えないので、「増やさない」は、当てはまりません。ウイルスは、ごくわずかな汚染によって食中毒を起こします。ウイルスを食品に「つけない」を確実に実行するためには、調理場内にウイルスを「持ち込まない」、持ち込んだとしてもそれを「ひろげない」、付着してしまってもウイルスを加熱して「やっつける」という4つのことが原則となります。

表IV-2 ▶ **食中毒予防の3原則を踏まえた対策例**

つけない	ヒトの手指には様々な雑菌が存在し、潜在的な汚染源になります。調理を始める前、トイレの後、鼻をかんだ後、汚染されたものを触った後には、必ず手洗いを実施します。 調理器具も汚染源になりますので、肉や魚を調理したまな板や包丁を野菜など他の調理に使用する場合は、熱湯などにより、よく消毒した後に使用するか、別の調理器具を使用し、汚染を予防します。
増やさない	食品に付着した菌を増やさないためには、低温で保管することが重要です。ただし、冷蔵庫に入れたとしても、菌はゆっくりと増殖するため、冷蔵庫を過信することがないよう注意が必要です。
やっつける	ほとんどの細菌やウイルスは加熱によって死滅するので、肉や魚、野菜についても加熱して食べれば安全です。特に肉類については、中心までよく加熱することが重要です。

Ⅳ-3 一般衛生管理

一般的衛生管理プログラム

- 食品衛生管理の基本(**一般衛生管理**)には、5S(整理、整頓、清掃、清潔、躾(良い習慣))、食中毒防止対策(つけない、増やさない、やっつける)、3現主義(現場、現物、現実)や3定主義(定位、定品、定量)の徹底などがありますが、それを踏まえて、食品製造現場で一般的に整備しておくべき事項(設備や機械の洗浄・メンテナンス、従業員の衛生管理や従業員の教育訓練、防そ対策、排水や廃棄物の管理など)を体系的に整理したものが、**一般的衛生管理プログラム**です。

- 一般的衛生管理プログラムの考え方は、コーデックス委員会の**食品衛生の一般原則**がベースとなっており、原材料生産者、製造加工業者、小売業、食品提供者、消費者までのフードチェーンにおける衛生管理の考え方が規定されています。

- 「食品衛生の一般原則」を基に世界各国で衛生管理の基準が確立されており、わが国においても「食品等事業者が実施すべき管理運営基準に関する指針(ガイドライン)」が策定されています。

- 一般的衛生管理プログラムは、HACCP導入の前提となることから、**前提条件プログラム**(Prerequisite Program:PRP)とも呼ばれています。

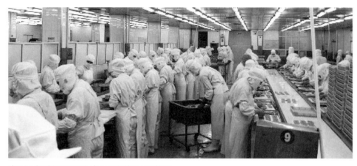

食品工場内における食品の取扱いの様子

施設および その周辺環境	施設およびその周辺環境からの汚染の混入を予防します。
設備・器具の 衛生管理	設備・機械器具由来の汚染の混入を予防します。
有害生物 (そ族、昆虫等) の管理	そ族、昆虫等による食品の汚染を予防します。
廃棄物および 排水の管理	生ゴミは有害生物を誘引し、汚染のリスクを高めす。また、汚水の逆流等による汚染を予防します。
食品等の取扱い	食品安全に係る危害要因を管理することによって、適切な段階で食品の安全性を保証するための予防措置をとることができます。
使用水等の ユーティリティの管理	製造に用いる水や氷が汚染により、汚染を広げることを防ぎます。
運搬、回収・廃棄、 情報の提供	運搬中に適切な防止措置がとられていないと、食品が汚染され、喫食に不適切な状態で目的地に到着するおそれがあります。 危害要因を管理することで、危険性のある製品ロットは消費者が喫食しないように回収手順を決め、実行します。回収した製品は、再度消費者に届かないようにします。 食品やその取扱いに関する十分な情報を提供し、取扱い不良による健康被害の発生を防ぎます。
従事者の 衛生管理・教育訓練	従事者も食品の汚染源になりますので、衛生管理教育を徹底します。
記録の作成 および保存	記録は汚染防止のための措置が適切に実施された証拠を提供し、管理が弱い点を明らかにします。

パートⅣ フードチェーン全体での取組

Ⅳ-4 HACCP

HACCPとは

- HACCP (Hazard Analysis and Critical Control Point) は、フードチェーンの各段階で、次のことを行います。
  - 微生物汚染等の食の安全を脅かす**ハザード（危害要因）**を科学的根拠に基づき分析、特定します（**危害要因分析（HA）**）。
  - その危害要因の発生を防止するための**重要管理点（CCP）**を設定し、それを監視します。
- 従来の最終製品のサンプリング検査では、すべての製品を確認しているわけではなく、必ずしも十分とはいえません。HACCPは、最終製品のサンプリングではなく、各製造工程で最終製品の安全性を確保する手法といえます（図Ⅳ-4）。

図Ⅳ-4 ▶ HACCP方式による工程管理のイメージ

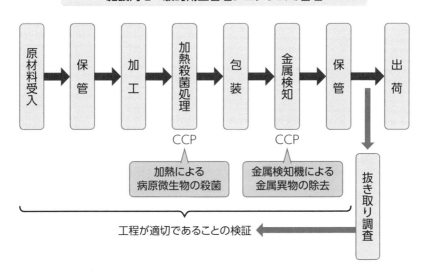

HACCPの7原則・12手順

● HACCPは、アメリカ合衆国で1960年代、アポロ計画の中で宇宙食などの食品の安全性を確保する方法として開発され、多くの食品の安全性確保に応用されています。

● HACCPは、7原則・12手順で構成されています。7つの原則に従いハザード分析を行い、管理手段を設定する内容で、その準備段階の5つの手順と合わせて12の手順が示されています（表Ⅳ-4）。

● わが国でも、令和3（2021）年6月1日より、原則、すべての食品事業者に対して、HACCP、あるいはその考え方に沿った衛生管理の仕組みの導入が制度化されました。

● それにともない、食品産業関連の各業界団体がHACCP導入のための手引書を作成しています。その内容は厚生労働省のWebサイトで公開されています。

表Ⅳ-4 ▶ HACCPの7原則・12手順

手順 1	HACCP チームの編成	
手順 2	製品特性の記載	
手順 3	製品の使用方法の明確化	
手順 4	フローダイアグラム（製造加工工程図）の作成	
手順 5	フローダイアグラムの現場での確認	
手順 6	**危害要因分析（HA）の実施**	【原則1】
手順 7	**重要管理点（CCP）の決定**	【原則2】
手順 8	許容限界の設定	【原則3】
手順 9	CCP のモニタリング方法の設定	【原則4】
手順 10	CCP が許容限界を逸脱した際の処置方法の設定	【原則5】
手順 11	HACCP システムの検証方法の決定	【原則6】
手順 12	文書及び記録の管理方法を決定	【原則7】

IV-5 食品安全マネジメントシステム

食品安全マネジメントシステムとは

- 食品安全マネジメントシステム（ISO 22000）は、食品安全のために開発されたマネジメントシステム規格であり、食品製造業以外にも対応できるような管理手段を採用するなど、フードチェーンのあらゆる組織に適用することができます。
- マネジメントシステム規格は、**ISO（国際標準化機構）**が開発した世界共通の規格で、第三者審査機関が適合性を評価し、適合の場合は認証を与えらます。また、二者監査（食品製造者による原料仕入先に対する監査など）でも活用されています。
- マネジメントシステム規格は、P（計画）→D（実施）→C（確認）→A（改善）のサイクル（**PDCAサイクル**）を基本とし、継続的な改善を達成するために組織が用いる反復的なプロセスに対する要求事項を規定したものです。
- GFSI（Global Food Safety Initiative）は、世界の食品メーカーや食品小売業者などが集まって、独自に策定したガイダンス文書を基に、世界の食品安全マネジメントシステム規格を承認しています。
- GFSIが認めている食品安全に関する認証スキームには、わが国で開発されたJFSやAsia GAP、わが国で普及しているFSSC 22000などの13の規格があります（2023年5月現在）。

図IV-5 ▶ ISO22000の2つのレベルでのPDCAサイクル

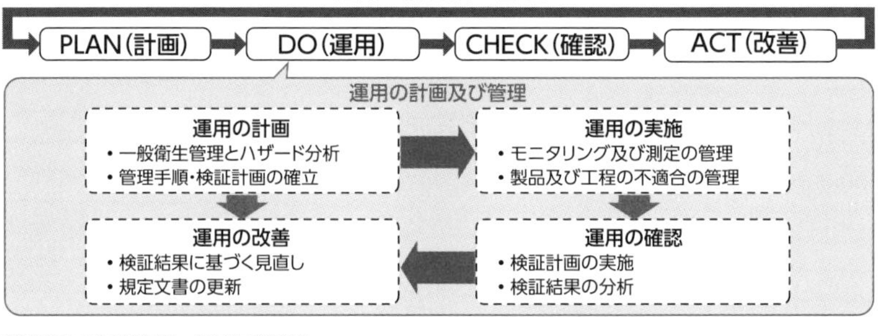

組織の計画及び管理

| PLAN（計画） | DO（運用） | CHECK（確認） | ACT（改善） |

運用の計画及び管理

運用の計画	運用の実施
・一般衛生管理とハザード分析 ・管理手順・検証計画の確立	・モニタリング及び測定の管理 ・製品及び工程の不適合の管理
運用の改善	運用の確認
・検証結果に基づく見直し ・規定文書の更新	・検証計画の実施 ・検証結果の分析

ISO22000：2018序文　図1を簡略化

食品防御

- 食品安全委員会では、食品防御を「人の健康や食品に悪影響を及ぼす病原微生物、毒物、金属片等の異物の意図的な混入から、国民や食品を守るための対策」と定義しています。
- 食品に対する意図的な汚染で社会的に注目された事件としては、冷凍餃子へのメタミドホスの混入（2008年）や冷凍食品への農薬混入（2013年）があります。
- これらの事件発生後、製造した食品等に関する消費者からの健康被害等の情報について、当局への速やかな情報提供を促すよう「食品等事業者が実施すべき管理運営基準に関する指針」の改正が行われ、食品防御においては企業単独で対応するのではなく当局との連携を促す内容となりました。

食品偽装

- 2008年に発生した粉ミルクへのメラミン混入事件を受け、安全に影響を及ぼすおそれのある行為として食品偽装についても対策が求められるようになりました。
- わが国では、食品偽装は原材料や原産地等について虚偽の表示を行うことが代表的な偽装と考えられることが多いようですが、海外では食品の安全・衛生面に影響を及ぼすような偽装も行われ、対策が問題となっていました。
- 食品防御、食品偽装への対応で重要なことは、不正を許さないという経営トップの明確な意識のもとに、組織内の要員の一人ひとりがしっかりとした倫理観をもち、組織内の不正を見逃さない、許さない雰囲気を定着させることです。組織の安全文化を確立するとともに内部告発者を保護するシステムを構築することも必要です。

Ⅳ-6 食品安全基本法と食品衛生法

食品安全基本法

- 食品安全基本法は、2001年9月にわが国で初めてBSEが確認され、その後、食の安全性に対する信頼が大きく揺らいだことを受け、
  - 食品の安全性の確保に関する基本原則の確立
  - リスク分析に関する基本指針の確立
  - 消費者の保護を基本とした新しい行政組織の構築

  を目的として2003年に制定され、公布されました。
- 食品安全基本法の制定に合わせて、2003年に食品衛生法が改正され、国民の健康の確保が明記されることとなりました。また、2018年の食品衛生法改正では、HACCPに沿った衛生管理の制度が導入されました。
- 食品安全基本法により、国際的にも認められた**リスク分析**の考え方を基本とした、リスク評価、リスク管理、リスクコミュニケーションの仕組みが確立され、食品供給行程の各段階での科学的な安全性確保の取組みが要求されるようになりました。

食品衛生法

- 食品の安全を担保するための現在の制度の基本は食品衛生法ですが、食品の安全性に関わる事案が発生するたびに制度を充実させてきた経緯があり、食品衛生法以外にも多くの制度が食品の安全性に関わっています。
- 食品衛生法の目的は、食品の安全性の確保のために公衆衛生の見地から必要な規制等の措置を講ずることで、飲食に起因する衛生上の危害の発生を防止し、国民の健康の保護を図ることです（第1条）。
- 第6条では、不衛生な食品の販売禁止を規定しており、食中毒を発生させた場合、原因食品製造者に対する処分の根拠は第6条に基づいて行われます。
- 厚生労働大臣は、販売用の食品の製造、加工、使用、調理、保存の方法に関する基準や、販売用の食品や添加物の成分に関する規格を定めることができ、その基準または規格に合わない方法による食品の製造、販売が禁止されます（第13条）。

● 2018年の改正により、すべての食品事業者に対し、HACCPによる衛生管理が義務付けられました（第51条、2020年6月施行）。

図Ⅳ-6 ▶ 食品安全基本法と食品衛生法

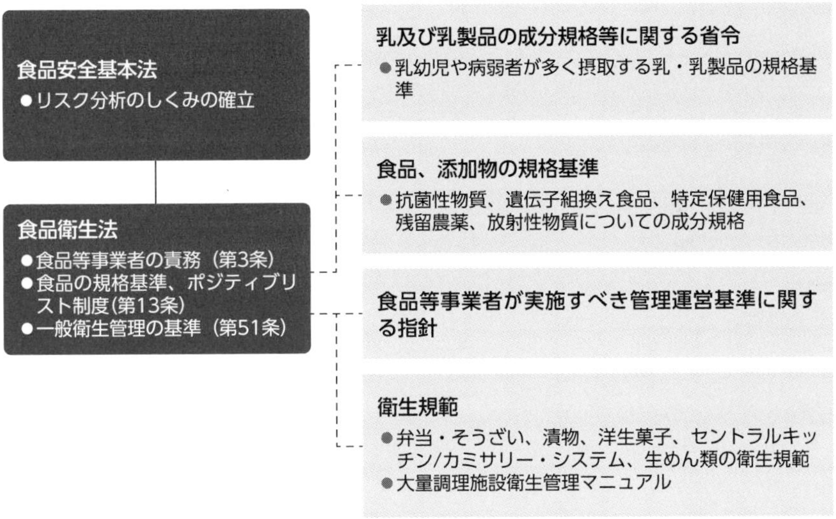

食品安全基本法
● リスク分析のしくみの確立

食品衛生法
● 食品等事業者の責務（第3条）
● 食品の規格基準、ポジティブリスト制度（第13条）
● 一般衛生管理の基準（第51条）

乳及び乳製品の成分規格等に関する省令
● 乳幼児や病弱者が多く摂取する乳・乳製品の規格基準

食品、添加物の規格基準
● 抗菌性物質、遺伝子組換え食品、特定保健用食品、残留農薬、放射性物質についての成分規格

食品等事業者が実施すべき管理運営基準に関する指針

衛生規範
● 弁当・そうざい、漬物、洋生菓子、セントラルキッチン/カミサリー・システム、生めん類の衛生規範
● 大量調理施設衛生管理マニュアル

（トピックス）

食品衛生法等の一部改正と食品衛生基準行政の移管

　平成30（2018）年6月に食品衛生法等の一部を改正する法律が公布されました。その概要として、HACCP（ハサップ）に沿った衛生管理の制度化、国際整合的な食品用器具・容器包装の衛生規制の整備（ポジティブリスト制度の導入等）、食品リコール情報の報告制度の創設など7つの項目があげられています。

　政府は、令和6（2024）年より、食品衛生基準行政を厚生労働省から消費者庁に移管することを決定しました。

IV-7 食品安全・衛生に関連した主な法律

その他の食品安全・衛生に関連した主な法律

食品表示法

- 食品表示は、食品を食べたり、飲んだりする際の安全性の確保や食品の選択の機会の確保に関して重要な役割を果たしています。
- 販売用の食品に関する表示について、基準やその他の必要な事項を定め、一般消費者の利益の増進、国民の健康の保護・増進、食品の生産および流通の円滑化など食品の生産の振興に寄与することを目的としています。
- 表示の誤表記により自主回収する場合には、行政機関への報告が必要です。

農薬取締法

- 農薬の登録制度を設け、品質の適正化を図るとともに、販売、使用の規制等を行うことで農薬の安全かつ適正な使用の確保を図ることを目的としています。
- 農薬の製造者または輸入者は、農林水産大臣による農薬登録を受けなければ、製造または輸入をしてはなりません。

肥料取締法 (肥料の品質の確保等に関する法律)

- 肥料の品質等を保全し、その公正な取引と安全を確保するため、肥料の規格、施用基準の公定、登録、検査等について定められています。

飼料安全法 (飼料の安全性の確保及び品質の改善に関する法律)

- 飼料や飼料添加物の製造、使用方法、保存方法、表示の基準、成分規格が定められています。

家畜伝染病予防法

- 家畜の伝染性疾病の発生を予防し、まん延を防止することを目的とし、牛、水牛、山羊、豚、鶏、馬等の家畜について、家畜の飼養に係る衛生管理の方法に関し家畜の所有者が遵守すべき基準が定められています。

医薬品医療機器等法(医薬品、医療機器等の品質、有効性及び安全性の確保等に関する法律)

● 医薬品(動物用医薬品を含む。)、医療機器等の品質、有効性、安全性を確保し、これらの使用による保健衛生上の危害の発生、拡大の防止のために必要な規制等を定めた法律です。

牛トレーサビリティ法(牛の個体識別のための情報の管理及び伝達に関する特別措置法)

● 牛海綿状脳症(BSE)のまん延を防止するための措置の的確な実施を図ることを目的とし、牛を個体識別番号により一元管理するとともに、生産から流通・消費の各段階において個体識別番号を正確に伝達するために定められた法律です。

米トレーサビリティ法(米穀等の取引等に係る情報の記録及び産地情報の伝達に関する法律)

● 米穀事業者に対し、米穀等の譲受け、譲渡し等に係る情報の記録および産地情報の伝達を義務付け、食品としての安全性を欠く米穀等の流通を防止し、表示の適正化を図るために定められた法律です。

牛海綿状脳症対策特別措置法

● 牛海綿状脳症(BSE)の発生を予防し、およびまん延を防止するための特別の措置を定め、牛の肉骨粉を原料等とする飼料の使用の禁止、と畜場におけるBSEに係る検査等が定められています。

流通食品への毒物の混入等の防止に関する特別措置法

● 公衆に販売される飲食物への毒物の混入や、毒物が混入した飲食物の他の飲食物との混在を防止し、またそういった行為を処罰するための法律です。

感染症法(感染症の予防及び感染症の患者に対する医療に関する法律)

● 感染症の発生の予防、およびまん延の防止を図り、公衆衛生の向上及び増進を図ることを目的とした法律です。食品を媒体とする感染症も規制の対象となっています。

参考情報

【食品安全検定協会】
- さかのぼり食品衛生年表
  https://fs-kentei.jp/isshiki-column/

【食品安全委員会】
- 食品の安全性に関する用語集
  https://www.fsc.go.jp/yougoshu.html
- 主な食中毒の情報（リスクプロファイル）
  https://www.fsc.go.jp/risk_profile/

【厚生労働省】
- 食中毒統計
  https://www.mhlw.go.jp/stf/seisakunitsuite/bunya/kenkou_iryou/
  shokuhin/syokuchu/04.html
- 食中毒のページ
  https://www.mhlw.go.jp/stf/seisakunitsuite/bunya/kenkou_iryou/
  shokuhin/syokuchu/index.html
- 一般衛生管理・HACCP のページ
  https://www.mhlw.go.jp/stf/seisakunitsuite/bunya/kenkou_iryou/
  shokuhin/haccp/index.html

【農林水産省】
- 消費・安全のページ
  https://www.maff.go.jp/j/syouan/index.html

【消費者庁】
- 食品表示のページ
  https://www.caa.go.jp/policies/policy/food_labeling/

索引

執筆者一覧

食品安全検定テキスト 初級 第3版

2015 年 5 月 15 日　　初 版 発 行
2019 年 11 月 20 日　　第 2 版発行
2021 年 11 月 20 日　　第 2 版第 2 刷発行
2023 年 11 月 1 日　　第 3 版発行

監　　　　修…………一色賢司
編　　　　集…………一般社団法人食品安全検定協会
発　行　者…………荘村明彦
発　行　所…………中央法規出版株式会社
　　　　　　　　　　〒 110-0016 東京都台東区台東 3-29-1 中央法規ビル
　　　　　　　　　　TEL 03-6387-3196
　　　　　　　　　　https://www.chuohoki.co.jp/

印 刷 ・ 製 本…………株式会社太洋社
本文・装幀デザイン…………ケイ・アイ・エス
イ ラ ス ト…………一色太郎（コンテナ株式会社）

定価はカバーに表示してあります。
ISBN978-4-8058-8953-4

本書へのご質問について
本書の内容に関するご質問については、下記 URL から「お問い合わせフォーム」
にご入力いただきますようお願いいたします。

https://www.chuohoki.co.jp/contact/